Maceus Rose Judlande

AF877829

Le Ragoût psychologies

Edilivre

Introduction

Depuis le commencement du monde l'homme a été octroyé d'un Pouvoir psychique qui lui permet de réfléchir sur le bien et le mal et développer le mécanisme de sa subconscience y compris la conscience et ce livre a pour but d'amélioré vos points de vue en pensant d'une manière positive, tout le monde pense que ce soit positif ou négatif, de même productif ou destructif, dans ce cas vous allez trouver dans ce livre comment identifier vos pensées et de la rendre productive, lisez ce livre comme si l'auteur était votre ami et il écrivais ce livre à votre intention, de votre besoin ou de votre problème, ce livre contient plusieurs chapitre et chacun d'eux est particulièrement réserves a sa propre destinateur, il n'est pas nécessaire de lire toute les chapitres mais celui qui vous convient, souligner les mots qui vous sembles particulièrement riche, peut-être vous êtes a la recherche du bonheur, la joie, l'amour, ce livre c'est votre plan d'action, son message s'adresse directement à vous, lisez les conseils et mettez-les en pratique.

Chapitre 1

Connaissez-vous l'être le plus merveilleux du monde ?

Souvent les moments les plus difficiles qu'un homme peut subir c'est la désorientation de soi par exemple : un enfant qui grandisse dans un foyer ou personne ne s'occupe de son inquiétude intérieure sans gloussement d'amour sans affection d'une famille ou une personne prête à se sacrifier pour lui afin de pouvoir surmonter tous les angoisse, sera perdu dans l'obscurité sans savoir quoi faire sans certitude avec la culpabilité d'être bête de ce sentir mal placer dans la société, d'être nul incapable de mettre à point ses ides et de grandir psychologiquement, cet enfant la vivra une incapacité de sentir lui-même, ça peut arriver qu'il a marre avec son propre nom, puis offenser avec le jour, ennuie avec la nuit et même honteux de marcher dans la rue, ridiculiser tout au long de sa vie et jour chaque suffit sa peine… « vous-êtes l'être le plus merveilleux du monde » faites la connaissance aujourd'hui même, ne rater pas cette opportunité dans votre vie, questionnez-vous qui suis-je ? Pourquoi suis-je sur cette terre ? Quel est le but de mon existence ? De tout cette question la réponse est celle que vous désiriez, ne cherche pas à vous noyer dans un verre d'eau. La plupart des gens sont réellement incapable de penser positivement de soi, parce qu'après des expériences vécu si influent et mélancoliques ça ne leur permet pas d'avoir la confiance de soi. ce qu'il vous faut c'est de prend un peu de temps de réflexion au plus profond de votre âme, durant tout le temps de ce monde il y a jamais eu de réussite sans la confiance de soi, une personne ne pourrais en aucun cas atteindre son destin sans vaincre sa plus grande ennemi qui est lui-même en question, il n'en a jamais eu et n'en aura jamais, dans tout l'histoire du monde ce qui nous racontent les gens qui réussissent vis-à-vis de leurs objectives sont ceux qui ont pu combattre l'adversaire les plus inique et terrible qui est l'être en premier, ce n'est pas si facile mais aussi ce n'est pas impossible, c'est plutôt la détermination que vous devez y avoir particulièrement la patience de vous battre pour ce que vous voulez ou rêver, à chaque fois que vous avez le temps de penser vous devez penser à votre faveur à ce que est le mieux pour vous, parce que vos amie ont déjà trop dire du mal vous alors, assez de vous jeter le sort sur vous-même, chassez la pense destructive qui est en vous, la culpabilité d'être inférieure aux autres, en parlent des autres il y a des gens qui ne peuvent pas réussi à cause de leurs entourages et d'autre de ses prétentions vis-à-vis d'eux-mêmes, quand il s'agit de votre entourage qui vous empêchez de progresser il y a une seule chose à faire c'est la preuve de votre capacité perspicacité et dévouement qu'ils ont tort, en d'autre terme si c'est la prétention qui vous empêchez de voir en vous celui que vous êtes vraiment, qui vous aveuglez parce que, en se croit mieux que les autres vous allez oublier que vous êtes une créature si merveilleuse en faisant du mal aux autres par la forte impression que vous avez vis-à-vis de vous-même. Un enfant qui a été remplir d'amour et d'affection de leur parent, en lui disant à chaque instant je t'aime mon fils, vous êtes le plus merveilleux du monde, oh qu'il est beau mon garçon ! peuvent lui aider à surmonter les obstacles durant tout sa vie, par exemple : si un jour quelqu'un lui dit, qu'il est minable c'est jeune homme assurément que ça ne lui fera pas de mal parce qu'il sait que ce n'est pas vrai, que son père lui disais toujours qu'il est son portrait craché et très intelligent mais tandis que la tendresse, la tolérance et la grandeur de l'amour que vous lui avez donner peuvent aussi lui ruiner la vie avec des prétentions bien plus grande que son âge, d'orgueil, supériorité et insolence qui est capable de détruire sa propre vie, un adolescent a besoin des intériorisations parentaux productifs et positifs durant toute son enfance… Il était une fois dans une province non loin du sud de la caraïbe une famille monoparentale avec un fils brillant mais désorienté de son incapacité étant que tel, depuis en 1992 à nos jours les différentes enquêtes ont estimes plus de 80 % des familles sont bien été monoparentales ayant composé des mères et 80 % de ses enfants là sort sans diplôme, sans but dans la vie, sans amour paternel, il était le cas de ce jeune homme dans son incertitude on ne peut trouver rien de créatif, un jour sa mère lui disait mon fils qu'est-ce que vous aimerez apprendre ? Il a répondu moi ! Ulf je ne sais pas, je n'avais pas pensé, sa mère a dit quoi Comment ça mon fils vous devez bien rêver quelque choses par exemple devenir un médecin, il a répondu avec tant d'amertume et grossièrement non ! Je ne peux pas être un médecin maman je suis nul tout le monde le dit laisse-moi tranquille… C'était avec beaucoup d'angoisse et douleur que sa mère disait mon fils ! Oh mon Dieu que deviendra-il mon fils.

Chers lecteurs je ne sais pas de quoi avez-vous été victime durant votre enfance peut-être un manque d'assistance vis-à-vis de vos parents ou vous avez été doté dont psychiquement négative ou du moins vous avez été abandonné seul dans la vie dans ce cas, voulez-vous savoir qui vous-êtes vraiment ? N'est-ce pas, réfléchissiez-vous un instant et pense qui suis-je ? Pourquoi suis-je sur cette terre ? Quel est le but de mon existence ? Connaissez-vous les réponses ? Il a dans l'histoire de la technologie un scientifique qui a inventé beaucoup des armes, computeurs etc. Il avait un fils il dit toujours à son fils je veux que tu fasses mieux que moi. Après sa mort son fils suivre ses traces ses inventions, il a travaillé tout sa vie d'arrache-pied pour faire le mieux que son père, il a réussi a obtenu la gloire de sa personne comme le meilleur durant toute son époque, quand il est devenu vieux il ce sens triste parce qu'il allait très bientôt mourir, un jour il regarde dans un miroir son visage si loin et quelque chose lui parvient à l'esprit, suis-je vraiment meilleur que mon père dit-il ? Un moment après il se met à réviser les documents de son père, qui était dans un coffre-fort pas plus grande surprise il y avait un disque contenant un vidéo gravé d'information et d'instruction, le plus important dans tout ça c'est la fin du vidéo quand son père lui dit avec passion, “mon fils tu es ma meilleur création” de tous ceux qui existent de ce monde l'homme est à l'issues de tout, je n'arrive pas à comprendre donc Pourquoi vous vous doutez de soi ? “Vous-êtes l'être le plus merveilleux du monde” et Dieu a mis tant de soin pour vous créer avec sa main divin, sois fière de l'être vous n'êtes pas de l'ordinaire pense productivement bien de vous et mettez-vous en évidence.

Réveillez le génie qui en vous.

Une personne qui dort est inconscient de la réalité du monde d'où il vit de son angoisse, de son devoir envers elle-même de son talent et du génie qui est lui, la plupart des personnes subir ce phénomène intérieur qui relève parfois beaucoup des scénarios complexes aux théâtres de son rêve, des fois, rêver d'être riche ou d'avoir beaucoup d'argent en main, et d'être un médecin en plein opération, d'être un président mais tout ça c'est l'effet des pensées subconscientes qui formant parfois des personnalités subconscientes, le monde psychique ne se borne pas lorsqu'il est à l'état vielle des fait conscient, ce que vous avez vécu dans votre journée ou dans les jour qui était passe peut-être le sujet de vos rêves, mais sans oublier qu'un rêve peut devenir réalité, le rêve c'est le résultat psychique de l'inconscient ou conscient, l'effet de rêver peuvent être le résultat des certaines envie ou ambition que nous avons vis-à-vis de soi, ou du moins des troubles partielles de l'esprit, exemple : la peur, illusion, l'angoisse ses sensations dans vos penses peuvent causé des délires psychique par votre subconscient qui ne dort pas, en parlant de la réalité d'un rêve par exemple : vous avez toujours penser d'être une personne importante dans la vie et vous vous posez la question, qu'est-ce que je peux faire dans la vie qui m'est unique ? Ou c'est quoi mon génie ? Alors vous aurez la réponse parce que pour les avoir vous avez déjà un être à l'intérieur de vous qui a déjà le travail en main c'est le subconscient. Le subconscient est une force intérieure de la conscience, dans ce cas il est plus grand que la conscience extérieure il ne dort jamais il lutte toujours pour son existence psychique précaire, pour vous provoquez des incertitudes parce que réellement il est inconscient du fait mais il y a l'instinct qui est l'intelligence du subconscient, quelqu'un qui a su accumuler toute les détails éphémères provenant du subconscient avec tendance naturelle de son intuition, pourrais arriver a éveillé le génie qui est en lui, "le subconscient est un soldat qui lutte pour protéger sa patrie" par exemple : vous allez sortir de chez vous en arrivant au bar de la porte vous vous rendez compte que vous avez oublié quelque choses, alors vous retournez pour pouvoir vous souvenir de quoi il s'agit, à l'intérieur vous vous posez cette question, qu'est-ce que j'ai oublié ? Ah la clé, bizarre non ! Mais pas du tout ce n'est une réaction de votre conscience intérieure. Dans certaine de famille aujourd'hui les parents opposent à ce que doivent apprendre les enfants, dans ce cas il y a deux options, des parents conscients bien de la capacité unique de son enfant pouvais lui orienter de son avenir, ce sont leur devoir envers leurs enfants, des parents actifs sont ceux qui connaissent l'angoisse, la peur, le surdoué, les talents, la perturbation, le génie de son enfant, qui pourra connaître un enfant mieux que sa mère qui l'a eu depuis son aube ? Quand il ne pouvait même pas ouvrir les yeux, personne ! Mais cependant ce n'est pas toujours le cas, il y a des parents qui n'est même pas prêt à assumer le rôle des parents, trop jeune qui ont eu même besoin de parent pour s'occuper d'eux, il y a d'autre parent qui sont sous-entendu qui passe son temps au bureau a la recherche de la richesse pour la famille en perdant toute l'opportunité de connaître ses enfants, dans ce cas, ces parents n'est pas très recommandable pour prendre de décision aussi importante vis-à-vis de son enfant qui normalement inconscient de ses talents encore moins de son génie, en lui disant mon fils j'aimerais que tu sois le médecin de la famille. Ça serait le fruit de votre ambition mais pas le bien de votre fils, vous ne pouvez pas opposer à vos enfants de ce qu'il doit faire dans son avenir si vous ne le connaissiez pas bien, au contraire vous devez le soutenir en lui donnant les conseils de la vie, pour assumer toute seul les conséquences de la vie, quelqu'un qui a rater sa vocation et devenu un avocat par exemple, sans vous offensez, ne sera jamais ni le A d'un avocat voyons, parce que on ne peut pas tromper le génie voyons. "réveiller le génie qui en vous" c'est de réveiller du sommeil d'illusion à la réalité de ce que vous pouvez être et sois conscient, éveillez-vous de cette ombre qui vit dans vos penses sois maître de vos esprits et vos intuitions, il y a des gens qui ne savent pas en quoi il est unique vue la situation d'où il vit, ou la politique de son pays et pour survivre devrais se mettre au diapason, quand c'est le cas de ce genre, toute le monde s'accroche à la même bar, la conséquence c'est toujours la médiocrité parce que il y a pas d'invention, pas de effort propre, pas de objectif visé, les vision sont inertes, dans un pays ou les enfants de ce pays n'a pas été éduqués assisté pas leur parents il est sujet de instabilité, dégradation monumentales total de l'avenir du pays, l'éducation précoce d'un enfant vaux mieux qu'un diplôme d'université. Quand je parle d'éducation précoce je parle de son intériorisation psychique parentale d'un enfant. Ceci dit à une très grande valeur, il est impossible qu'une personne sois sûr de lui en étant victime de désorientation primaire, "la jeunesse c'est le jour l'avenir c'est la nuit", une jeunesse désorientée est un avenir incertain, un diplôme c'est un écrit attestant la réussite d'un titre mais pas la réussite d'une vie ou d'une valeur de morale certifie, encore moins un niveau psychologique conscient, ni une victoire sur la mort mais c'est seulement un titre obtenu pour un option et entre parenthèse par plus ni moins, mais une vie résume l'ensemble de point de vue, d'action, des règles, de détermination, de souffrance, de victoire et des principes de basses. Le jour où vous êtes né est un jour propre à vous-même que nulle autre personne est égale à vous, vous êtes unique d'esprit et de chair, vous êtes doué des pouvoirs et de qualité exceptionnelle, vous être capable de créer, d'inventer et faire des choses même plus encore, il suffit seulement de croire, l'homme est incapable de faire ce qu'il est incapable d'imaginer. Votre passage sur terre n'est pas un hasard ou une erreur commisse de la part de l'être suprême non mais plutôt un mission bien déterminer pour soi et d'autrui, réveiller le génie aujourd'hui même et sois prêtre pour les utilises avec soin, vous-êtes un être merveilleux, extraordinaire faites sa connaissance aujourd'hui même, pense plus et réagir moins soyez l'ami de soi, connait-toi, toi-même ! que votre pensez sois productive en bien et rejeter le mal sois son ennemi, réfléchir sept mille fois avant de faire une chose, cultive le bien dans votre pensez et des choses saines et vous verrez les multitudes de pouvoir que vous avez été octroyé par Dieu, détermine votre capacité unique et divin et ne laisse pas passe la gloire d'être né.

Le talent

Est l'ensemble des facultés d'adaptions que procède un individu de faire beaucoup de choses merveilleuse, une personne peut être aux mille talents avec sa perspicacité, sa facilité d'adaptation, l'intelligence, sagesse intérieur et l'esprit productive. Le talent c'est l'art de bien faire les choses que nous voulons, avec le talent vous pouvez faire tous ce que vous voulez, ce sont des idées psychiques positifs cultivant chez soi. Il peut être le sujet du don de Dieu, du génie, ou acquise, parce que le talent c'est le savoir et aussi la disposition de l'esprit, c'est l'esthétique, l'universalité de la valeur d'une chose, d'une invention d'une personne alors, là on peut dire qu'il est talentueux, il y a pas de talent sans preuve, quelqu'un qui ne s'exerce pas normalement sa connaissance n'a plus de talent, à mon vis le talent c'est une preuve de la connaissance et des idées productivement positives d'un individu. Qui lui permet de réagir avec une aptitude mentale positive. Cultivé bien vos talents pour faire le bien et n'hésitez pas.

Le don de Dieu

Un individu dotée par un don est un astre lumineux qui émet la lumière dans tout le parcours de sa vie, qui n'a pas besoin d'instruction ni de aussi de formation, ni d'étude, le don de Dieu est un cadeau divin et ce qui le détient n'as pas besoin de formule d'utilisation ou l'ensemble des règles à suivre, ce sera un comportement inévitable pour cette personne-là, une personne qui a un don de parler par exemple : en ouvrant la bouche avec une voix monocorde qui fait vibre l'âme de l'auditoire et d'être convaincu c'est la meilleure chose à faire, il y a plusieurs types de don et chacun de nous peut avoir un don particulier, don de parler, de chanter, de support etc. le don c'est un qualité inné chez individu, on a pas besoin d'être autodidacte ou être doué avec le don parce que, le don de Dieu est la fréquence naturelle de l'existence de l'homme, quand je parle de la fréquence c'est l'élément de l'existence qui signifie l'existence a 100 %, si vous avez un don de chanter par exemple cela signifie chanter c'est le 100 % de ton existence, c'est votre mission chanter, chanter pour changer le monde, chanter pour rendre la vie, chanter pour ceux qui sont triste, chanter pour la gratitude, etc. le don de Dieu c'est qualité inné parfait de la grâce de Dieu.

Le génie

Quand vous êtes né de votre père et mère biologique vous êtes né sans âme et vous le recevrez en sortant au sien de votre mère ce qui appelle l'esprit ou âme, le génie c'est la disposition de l'esprit qui lui permet de faire des exploits, il est individuel à chacun, le jour où vous êtes né vous avez été octroyé d'une personne incorporelle qui vit au-dedans de vous, qui vous permettez de déterminer votre destin, il joue le rôle conscient, parfois inconscient, subconscient, et sur conscient. Il vous permet d'être sage d'avoir la connaissance de l'existence de Dieu et de soi, la nature aussi l'atmosphère et l'espace tout a été contribué à la formation de cette être vivant. Une personne qui cultive la haine le rancœur et le dépit des autres finir par construire au fond de lui un géant assassin mais s'il cultive l'art le pratique de la science, l'esprit productif et collectif, esprit de réflexion qui prend toujours le temps de penser à l'univers et l'homme finir par devenu un scientifique, quelqu'un qui plaident dès son enfance pour sa famille pour ses amis son entourage avec beaucoup d'efforts et détermination finir par devenu un génie d'avocat, un enfant qui est incapable d'aimer ou haïr dès son aube mais au fil du temps grâce à la disposition de l'esprit qui est aussi la personne incorporelle qui vit au fond de lui, finir bien par aimer ou haïr un jour, on sait aimer comme on sait haïr. « Qui chérit à l'excès sait haïr à l'excès » dit : Aristote. Le génie n'est pas inné mais c'est un personnage qui prennent la naissance pas l'ensemble des disciplines psychique, dans la vie tout est le sujet de discipline, pour atteindre des échelons dans la vie il vous faut un principe de base un mode de vie approprier des règles à suivre, une vie en fouillis est le résultat de délinquance et de personnalité confus, tant que quelqu'un ne vis pas sa vie en principe et en réflexion vis-à-vis de tous ses actes, pour enfin découvrir lui-même sa capacité qui lui est propre, dans ce cas son génie est mort, causer au manque de disposition de l'esprit parce que, le génie est la clé de votre personnalité. En outre éveillez le génie qui est en vous, c'est d'être disposé à grandir psychologiquement et sois celui que vous êtes vraiment, Dieu vous aie donné ce cadeau qui l'esprit pour que vous fassiez le bien, pour que vous fassiez plus que il n'a pas eu le temps de faire, il attend beaucoup choses de vous des choses que seulement vous peuvent le déterminer, la faculté de vos esprits, la puissance de votre âme, la valeur de votre existence et votre importance aux yeux de Dieu. Sois mètre de votre esprit et de votre corps.

La victoire sur la mort

La mort est définie philosophiquement ou plutôt dogmatiquement comme étant partir, s'en aller, l'état dont on ne revient pas, passage de l'oubli, lieu insignifiant non reconnu qu'on ne peut rien faire, selon la plupart des doctrines évangéliques c'est la fin d'un mission ou la personne retourne là où il venait l'homme est poussière et retourne à la poussière, selon ceux que disent les prophètes de la bible la mort c'est l'obscurité lieu invalide on ne peut ni aimer ni repentir c'est comme la disparition de l'électricité dans un corps électrique il y a ce qu'on appelle la prééminence du cerveau c'est-à-dire le triomphe du cerveau, quand le cerveau ne fonctionne pas la personne est morte même si son corps et son cœur est vivant c'est la mort encéphalique qui apparut en1959 avec le coma, la mort est d'une façon ou d'une autre, faire mourir l'enfance pour devenu adulte c'est grandir, faire mourir le passe c'est oublier, on n'est tous mort du manière ou d'une autre mais cependant la mort peut être la fin de ton existence l'effet de partir sans laisser aucune trace, abandonner tout ceux qui sont chères pour une voyage sans fin, s'en aller loin de toute richesse et de gloire mais la grande question c'est, comment faire pour combattre la mort ? pour avoir la victoire sur lui, quand on parle de la victoire bien entendu on parle de l'avantage remporter sur quelqu'un ou quelque choses, la vie est une lutte sempiternelle tant qu'on est envie nous devons lutter pour vaincre tous les obstacles « la vie est l'ensemble des fonctions qui résistent à la mort » dans la vie, vous voyez existence, vigueur, vitalité, être vivant, pour remporter cette victoire c'est un travail colossal à faire, l'héritage de la vie après la mort, après le décès d'un grand père ou arrière-grand-père les petits enfants on eut part aux héritages de leurs parent mais dans ce cas je vous parle de l'héritage de soi mais, pas d'autrui, tous ceux qui fonctionne résistent contre la mort parce que la mort n'est rien, quand un individu se rend bien compte de sa capacité étant un être merveilleux et commence à pratiquer la mentalité positive, découvrant la connaissance de soi, son talent, son génie et les mettes en pratique en marquant son existence la mort n'aura aucun pouvoir sur cette personne-là, sans objectif dans la vie c'est être mort, si quelqu'un n'a pas d'objectif c'est qu'il ne se fonctionne pas, il est sans but, il est mort psychologiquement, quand on a un but dans la vie, on a plus de temps pour vivre et pour l'accomplie quand on est sans vision sans rêve sans ambition il n'en vaut pas la peine de vivre la mort c'est la seule solution, faites-vous aujourd'hui un but se sera une nouvel chapitre de votre vie et chaque fois que vous visez ou demander à Dieu quelque choses vous ouvriez une nouvelle page à votre destin, la vie et la mort dépendais de vous, de ce que vous vous voulez, si des milliers de soldats part à la guère d'un nombre de 10milles par exemple : après la victoire ils ont revenu 5milles avec gloire d'avoir combattre ses ennemis pour la liberté la paix et l'honneur du pays, que pensez-vous ? Combien de soldat qui ont gagné ? Peut-être vous allez penser aux 5milles soldats mais non ils ont tous été gagné la bataille même si ses avec leurs sang pour le bien de la nation et dans toute l'histoire leur nom inscrira toujours de génération en génération ces soldats ont eu la victoire sur la mort, si la mort c'est oublier, ou c'est partir c'est la fin alors tous ceux qui restent en activité avec vigueur c'est la vie et la mort n'a pas sa place, prenons le cas d'un chanteur un musicien qui passe sa vie a chanté à l'amour, à la paix, à la vie avec des messages qui faire vibrer l'âme et adoucir le cœur, pour une raison pour une autre, il est partir un bon matin pour un voyage sans fin mais sa musique reste et quand vous le voyez chanter, vous avez l'impression qu'il est bien présent et vous vous souvenez de ce jour du date et l'heure qu'il chantais ce jour-là. Pour toute les enfants de Dieu qui sais vivre son existence avec sagesse, avec la pensée productive avec mentalité positive, respect et détermination la mort n'a pas de pouvoir sur eux, elle est pour eux un repos du bataille de la vie qu'elles ont vécu puis gagné. La victoire sur la mort c'est l'immortalité et l'immortalité c'est demeure sempiternellement dans la mémoire des hommes, vous vous ne rendez pas contre que vous êtes une personne très merveilleuse et votre passage sur terre n'a été ni plus ni moins qu'un programme bien déterminer, lucide avec beaucoup de soin d'intelligence divine et rien n'est passagère tout est éternel même si c'est difficile à tout le monde, de sans rendre contre mais rien ne se perd tout se transforme mais, une manière ou d'une autre réapparaissaient un jour sous une autre forme et « rien ne naît ni périt » dit : Anaxagore mais plutôt des choses déjà existantes qui se combinent et réapparaissaient de nouveau, tous les inventions de la science est sujet à des substance, des choses, l'air, le pétrole, la terre etc. rien de nouveau tout a été créer à votre disponibilité pour que vous fassiez des exploits en marquant votre destin d'avoir la victoire sur la mort, tout a été programmé, la vie, la mort, la peur, la force pour votre bien et pour votre fortification, votre détermination, votre gloire, tous ceux qui sont mortels sont ceux qui ne profite pas la possibilité divine de devenu immortelle et qui néglige cette opportunité de poser une pierre ou un brick a son destin, vous ne pouvez pas imaginer ou peut arriver un brick dans la vie, le plus haut possible, les personnes qui ne se lutte pas dans la vie pour vaincre la mort sont bien des mortels mais ceux qui lutte sempiternellement avec une pensée productive et saine pour le bien de soi et d'autrui et assujetti tous les impulsions mauvaise combattre la faiblesse et la peur, lutte contre l'hypocrisie et haine, cultivant la sagesse et l'amour, le respect des autres, la patience, je mettrais ma main au feu ! je vous le dire la mort n'a pas de pouvoir sur eux, le fils de Dieu a vaincu la mort à la croix pour nous et nous laissons en héritage la grâce universelle pour que nous vaincrons la mort, il nous a donné l'esprit pour nous conduire et nous diriger, si nous vivons avec dignité, indulgence, en principe en et règles et avec crainte de Dieu, avec mentalité positive, nous arrivons à vaincre la mort, devenu immortel dans ce monde aujourd'hui ou de celui de l'avenir, o mort ou est ta victoire. L'aiguillon de la mort c'est le pèche, nous avons péché et pour cela nous mourrons mais si il y a pas de pécher il y aura de la mort, le passage de la vie à la mort n'aurais pas pu exister, le salaire du pèche c'est la mort. Rien est impossible quand il y a un problème il y a toujours une solution mais la solution est possible grâce à la croix et le pardon et le sang du grand je suis. Aujourd'hui c'est le jour pour vous de prendre une décision concrète dans votre vie étant qu'un être humain qui a des responsabilités gigantesque envers l'être suprême pour son sang qui a versé et pour ce grand amour qu'il a envers nous. Je ne sais pas quel est vos obstacles ? Ou qu'est-ce qui vous empêchez d'avancer ? Mais vous devez savoir que tout est là, tous les opportunités sont disponible il vous reste seulement de décider, peut être que vous avez eu peur d'en profiter ou vous ne savez pas comment y faire face, comment y parvenir. He bien demandez de l'aide à Dieu, sois positif, sois humble et soigner vos esprits sois certaine que la vie est un cadeau donner pas Dieu et il vaut la peine de le vivre, quand vous vous rendez compte que vous êtes une créature si extraordinaire et vous avez du talent et du génie et d'autre en plus avec beaucoup de valeur et responsabilité envers vous et aux autres, vous en serez convaincu que être humain c'est une opportunité divine, ne laisse pas passer la gloire d'être né, sois heureux apprendre à aimer ce que vous avez et ce Dieu vous a donner puis travailler pour en avoir plus et ne jamais abandonner quand il ne faudrait pas, abandonner si et seulement si la persistance peut être la cause d'un conflit ou du désastre social en outre persiste toujours pour ce que vous voulez, sois toujours courageux, "la paresse et l'abandon est l'ennemi de l'immortalité" mais le courage et la persévérance est la victoire qui amènent l'immortalité. Prenons l'exemple une personne qui a passé une décennie en travaux forces sera déguiser avec des cicatrices et, subir beaucoup de torture et d'amertume mais, il sera aussi plein d'énergie, de force et de grand prétention pour ce battre pour sa liberté, vous savez que signifie pour les hommes la liberté, de quoi ils sont capables pour la liberté, même la mort ne l'empêchera pas, pour acquérir la liberté, par exemple : Toussaint Louverture, William Wallace, Capois La Mort etc. Mais cependant une personne qui a passé une décennie désœuvré sera plutôt défigurer et vielle sans force et avec beaucoup de maladie en perspective et frustration bien évidemment cause la déconcentration de son incapacité, et de la culpabilité que procède cette personne-là vis-à-vis de sa confiance de soi, sa vulnérabilité, sans but, sans objectif, sans la joie de vivre, c'est mourir psychologiquement, la victoire sur la mort c'est l'amour, la joie, l'action c'est marqué l'existence avec un point de bienfait et de valeur étant être humain conséquente et responsable. « ce qui est terrible ce n'est pas de souffrir ou ni de mourir mais c'est mourir en vain » dit : Jean Paul Sartre, la victoire sur la mort c'est l'immortalité.

Soigner votre esprit

L'esprit c'est un bien, un patrimoine à sauvegarder à soigner parce que un patrimoine est un héritage légué par les générations qui nous ont précédés et que nous devons le conserver intact ou l'augmenter pour les générations futures, ainsi que les bonnes ides que vous avez dans votre penser ne fait pas seulement du bien à vous mais à tous de génération en génération puis, soigner c'est prendre soin et nettoyer rendre propre c'est occuper d'un façon attentif et conscienciеux et l'esprit c'est la faculté qui nous permettrons de penser que ce soit bien ou mal mais ce que nous pensons faire de nous ce que nous sommes, pour cette raison nous devons penser avec un esprit productivement positif pour le bien de soi et d'autrui, chaque petite idée qui parvient à notre esprit représente une nouvelle chapitre de notre vie ou une rétrospection du passé qui fera appelle à la joie ou la tristesse ou la vengeance peut être la haine c'est pour cette raison vous devez prendre de mise en garde contre tout ce qui passe dans votre esprit afin de dissimulé vos désirs, vos impulsions, parce que tous ce que vous pensiez n'est pas toujours logique et moraux dans ce cas vous devez étudier la pensée bien avant de réagir parce que vos actes c'est ce qui vous feriez un homme, si vos actes sont bonnes vous êtes honnête mais dans le cas contraire vous êtes malhonnête, vous devez écouter tous vos intuitions et suivre vos penses bien évidemment mais avec exception, des fois ce que vous pensiez peuvent vous détruire complètement, des choses très malsaine qui sont sur l'impulsion de votre corps, votre sexe il faut faire très attention, beaucoup de chose dans ce monde peuvent la cause de vos penses malsaine ou de mauvaise compagnie mais la seule chose à faire c'est de soigner votre esprit, comme on soigne un malade, le vrai problème ce n'est pas penser de mauvais chose mais c'est comment sortir les mauvaise pensées dans la tête, vous n'êtes pas parfait tout le monde le sait bien c'est pour cette raison il arrive que vous pensiez a des choses très indécents c'est là le sens de la vie, le bien et le mal si vous ne pensez pas au mauvais chose vous n'allez pas savoir comment lutter contre eux, il a ce qu'on appelle le libre arbitre vous avez le dois de choisir bien ou mal a votre guise sans oublier les conséquences, l'homme est maître de son destin et responsable de ses actes, ce livre a pour but de vous orienter à faire le bien sans oublier l'existence du mal, sa force et son obligation des fois par exemple : Dieu fait périr l'armer de pharaon pour sauve le peuple Israël, sans oublier d'autre qui tuent pour leur patrie, leur famille, leur honneur pourtant Dieu a dit : ne tuer pas c'est un grand commandement puis moïse a tuer et c'est de lui que parvient ce grand commandement de Dieu ce qui veut dire des fois c'est nécessaire si une personne représente un danger ou un problème pour la pays ou pour une nation dans ce cas c'est délicat par exemple : ceux qui ont commis des crimes de guerre ou de génocide mérite d'être exterminer et que la paix règne mais, il y a une chose que vous devriez savoir, qu'est-ce que c'est le bien ? Comment reconnaître le bien ? Depuis l'antiquité jusqu'à ce midi temps il y a des choses qui sont radicaux et que la science et même la technologie ne leur changera jamais, comme par exemple : la conscience, le bien et mal, vous pouvez faire ce que vous voulez ou pensez ce que vous voudrez mais votre conscience vous diriez taux ou tard que c'est du mal ou du bien, vous allez sentir que vous êtes honte sans scrupule après avoir pensé a des choses mauvaises, vous allez cacher aussi pour le faire sans que jamais personne ne vous remarquerez clandestinement dans l'obscurité, vous savez pourquoi ? Parce que <on appelle mal le mal et on appelle bien le bien> et ça ne mélange jamais ou plutôt là où est le mal, le bien n'y est jamais, « l'homme est le produit de ses pensées et l'écologiste de son destin » soigner votre esprit c'est vivre sans aucune arrière-pensée avec un esprit saine et positif, quand une personne soigne bien ses penses il deviendra une lumière dans l'obscurité rien ne peut la vaincre ni même la mort, parce que la lumière reste la lumière même si on la mise sous la table ça ne change pas sa nature ni sa position étant que telle, cela veut dire que une personne qui soigne son esprit est capable de résister à tout obstacle parce que dans son cœur il y a plus de mal, il est humble et sage comme un image, c'est quelqu'un qui écoute attentivement sans faire des ides et qui répondre selon la question posée sans contrepartie, qui ne se fait pas non plus d'illusion mais qui sait se contrôler et vaincre ses impulsions afin de grandir sa conscience, soigner votre esprit c'est stimuler la conscience de devenir plus sage, patient, consciencieux, intelligent et charger de respect d'autrui et de soi parce que la conscience représente aussi une partie très importante chez chaque individu, physiologiquement parlant quand l'anabolisme est supérieur au catabolisme les cellules croissent mais dans le cas contraire les cellules meurt parce que c'est la destruction nutritive qui parvient avec la malnutrition ou l'ensemble des réactions ou plutôt dégradation organique qui ont lieu chez les êtres humains sur terre puis, soigner votre esprit représente comme l'anabolisme dans sa supériorité qui fait croître la conscience tandis que le catabolisme sont les penses mauvais qui tue la conscience et dégrader tous sont organisme, parce que autant que vous cultivez la simplicité et contrôler vos penses autant s'accroisse votre conscience et définir votre personnalité, soigner votre esprit c'est chasser toute les mauvais impressions c'est lutter pour la paix intérieure et aussi la sûreté de soi, c'est se débarrasser de tous les illusion de rendre votre esprit plus claire et sensé, c'est nettoyer les toiles d'araignées qui vous empêchez de voir les choses tels quel sont, c'est la lucidité de votre pense qui vous permettrez de contrôler vos actes, soigner votre esprit et sois le maître de votre destin. Vivre sans préjuger avec indulgence et apprendre à vivre avec les autres ne pense pas que tous les gens sont mauvais ça va vous aveuglez de ne pas voir la bonté des autres, A mon avis si quelqu'un ne me fait pas confiance je n'ai aucun engagement envers lui, je suis libre mais quand-t-il me fait confiance j'ai du pain sur la planche pour ne pas succomber à l'erreur pour garder sa confiance, il y a ce qu'on appelle le neutre il a y des fois c'est la meilleur options a sélection parce que il faut parfois se mettre entre le neutre pour ne pas choisir et, laisser le temps ou l'avenir dira le reste, des fois quand on a eu affaire avec quelqu'un et, ont investi notre temps, notre amour, notre argent, sans pense à ce que la personne nous ferions faux bond ce n'est pas parce qu'on n'est naïf non, mais, c'est la supériorité psychique des personnes qui soigne bien leurs esprits, et, ne pas choisir entre la positivité ou la négativité, mais, le neutre ou plutôt le risque parce que « qui ne risque rien n'a rien » et je mettrais ma main au feu que tous ceux qui ont agi ainsi n'ont jamais eu aux accidents ou aux inconvénients inattendu parce que, là où il y a pas de doute ni de peur, et de mauvaise pensée il existe que du succès, quand vous soignez votre esprit et vivre sans aucune arrière-pensée votre vie représente une page blanche que vous écriviez chaque jour les instructions de votre conscience, votre morale sans rature ni d'erreur mais conscient, soigner votre esprit c'est faire la paix avec soi-même et doter de sagesse pour pouvoir vivre avec les autres, soigner votre esprit c'est comprendre les autres et de vous mettiez à leur place si c'est nécessaire, c'est vivre dans lucidité constant.

Chapitre 2
Le plus pire des démons que vous puissiez procéder

Depuis avant Jésus Christ, il existe des démons de toute sorte et quand le fils de Dieu est né avec la puissance et la force, puis dans sa mission sur la terre il a chassé beaucoup des démons, et de mauvaise esprit mais il existe des démons qu'il n'a jamais chassé, parce que ces démons sont des indices très important dans la vie des hommes, afin de pouvoir découvrir toute les endroits les plus obscures et vide de votre vie qui vous mites d'être le sujet à faire des bêtises, et commettre de malheur parce que ces démons ont une mission de mettre en valeur le bien et le mal, vous êtes la seule et aussi unique personne qui peuvent les chasser par votre propre main, ou plutôt les accumules par votre plein gré, vous n'êtes pas parfait parce que il existe des démons sous le soleil, qui donne sens à la vie parce que la vie c'est la une d'un journal, le goût d'un plat, le titre d'un livre, le sujet d'un discourt, c'est le contenant et dans l'ensemble des contenus de la vie il y a des choses qu'on ne doit pas faire, et d'autre que nous devons faire, il y a des choses qu'on doit cultiver, et d'autre qu'on doit chasser parce que ce sont des démons qui vont vous détruire, si vous ne les chassez pas au plus vite que possible, ils vont hantées votre vie et diminué la facilité que vous auriez de vivre plus longtemps, en vous aveuglez de ne pas profiter chaque moment de votre vie, puis la beauté de la nature, sa couverture végétale, le vent et la brise, vous allez oublier de vivre parce que, vous procédez certain démon ou l'ensemble des sentiments stupide qui ronge la vie des êtres humaine, et l'empêcher de vie en paix avec soi-même ou à autrui, la solution de toute les problèmes sont toujours plus facile qu'on on les a déterminer a temps parce que « un problème reconnu est à moitié résolu » c'est pour cette raison si vous savez quels sont ces démons vous allez avoir moins de travaille à faire pour les chasser mais, si vous ne savez pas ce serais plus difficile pour vous, le but de ce livre c'est de vous aider à nettoyer votre pense pour avoir une pensée productive et aussi positive, afin d'aller vers l'avant et vivre très longtemps avec sante et gaieté parce que un esprit propre rendre votre corps propre.

1. La gratitude
2. L'erreur
3. La peur
4. La paresse
5. L'impatient
6. La tristesse
7. La haine
8. La vengeance
9. La colère, etc.

La gratitude :

Pour tous les peuples qui ont été libérés de l'esclave ou de sa liberté de son droit étant humain responsable ils savent bien que signifie l'esclavage et l'emprisonnement, la gratitude est un sentiment qu'on a l'égard de quelqu'un pour un service rendu mais aussi c'est un sentiment de celui qui est obligé d'un raison pour une autre et de se sentir redevable éternellement vis-à-vis de quelqu'un, pour moi c'est un condamnation démoniaque et cette culpabilité peut-être le sujet le plus inabordable ou une perdition, de rabaissement parce que il arrive que la personne en question avec ce sentiment de gratitude oublier de vivre sa propre vie mais en vivant seulement pour quelqu'un, qui il y a un jour lui a donné un toit pour dormir, de la nourriture pour manger des vêtements pour s'habiller, c'est vraiment absurde et inacceptable de votre part, c'est inadmissible si quelqu'un pense que la gratitude c'est humilier devant les autres pour une service rendu non ! Non ! Je vais vous mettiez le parfum de la gratitude ou sentiment démoniaque, la gratitude c'est un sentiment qu'on a vis-à-vis d'une personne qui nous rappelons un bien, un conseil, un aide qu'il a fait pour nous et qu'on oublie jamais et chaque fois qu'on se souvenir de ce fait on dit à Dieu, merci et la personne pour sa charité, sa bienfait, sa bonté dans sa présence ou sans sa présence parce que c'est quel choses qu'on oublie jamais mais on ne vit pas non plus avec ça en tête pour nous perturbé éternellement et nous rabaissé obligatoirement envers cette personne. Le bien d'autrui c'est une vertu ce qui veut dire la justice et la qualité de la personne étant charitable, généreux et indulgent, ce qui veut dire après avoir faire le bien à autrui, cela ne change non seulement votre personnalité mais aussi des bénédiction en abondance, sans compté sur la gratitude de la personne, dans ce cas c'est un bien mais, dans le cas contraire c'est un châtiment que la personne se jette dessus de faire du bien à quelqu'un et espérer en retour la flatterie et rabaissement venant de l'autre ce n'est pas juste, c'est un tribulations pour cette personne de vivre avec un sentiment de ce genre parce que le bien reste le bien et le bien que vous fassiez aux autres vous ferez plus du bien à soi-même, que l'autre parce qu'il n'existe pas de bonheur si et seulement si il ne se partage pas, comment pouvez-vous être heureux si ceux qui vit autour de vous ne l'ai pas jamais au grand jamais, en outre il faut apprendre à apprécier les choses tels quels sont, il y a des gens qui ne savent pas apprécier, vous devez lui donner un château en Espagne pour pouvoir dire merci ou pour ce rendre compte du bienfait des autres ça ce n'est pas juste, c'est une vertu aussi pour ceux qui savent remercier et dire merci après avoir recevoir et le peu qu'il soit c'est juste et digne et n'oublie jamais les bienfaits des autres, seulement ne se rabaissement pas ce n'est pas ça la gratitude mais plutôt c'est un sentiment démoniaque conçu exactement pour vous détruire de la culpabilité et de faiblesse devant les autres, si vous sentez ce genre de sentiment vous devez faire tous qui est dans votre pouvoir de vous libérer de ce démons qui veut vous hantez la vie et de vous rendre esclave du problème que vous avez eu un jour, et un prochain vous a aider, le seul qui récompense le bien est le bien c'est tout naturel c'est une lumière qui éclairent le chemin de ceux qui les pratiques et les amènent là où il y a de bénédiction en bénédiction, n'oublier jamais les bienfaits des autres et faire aussi de même aux autres pour que le bien continue de faire son chemin, détournez-vous de l'esclavage de ce sentiment d'être éternellement redevable, envers ceux qui vous avez fait le bien puis vous verrez le bonheur qui existe en le faisant le bien sans rien attendre en retour.

L'erreur :

Dogmatiquement l'homme vient de l'incapacité de l'être en faisant des erreurs mais dans le cas contraire il n'serait l'homme mais dieu ce qui veut dire en absence de nos erreurs nous serions parfait, réellement parfait comme Dieu et nous serions des junior dieu, il un adage qui dit « l'erreur et le domaine de l'homme, à mon avis l'erreur est la naissance de l'homme, philosophiquement qu'est-ce que l'homme ? L'homme est le résumer de faiblesse, de doute, de peur, d'hypocrisie, d'erreur etc. Ce qui signifie que l'homme vient après tous ses choses ou ses sentiments démoniaques, l'homme est le résultat du pèche, Adam et Ève était des dieux jusqu'au jour de la transgression ou le jour qu'ils ont commis une erreur, l'erreur est un soldat destructeur qui a pour mission de extermination de la vie humaine il absorbe votre capacité spirituel et détruit votre morale, diminue la dure de votre vie, vous rendez très stupide et égoïste, égocentriste etc. Quand je parle d'absorber votre capacité spirituel c'est perdre le bon sens, vivre avec la conscient morte, irraisonnable abolir les principes vivre sans carte de direction sans la connaissance de la surconscience, capable de renier Dieu ou votre mère, c'est ce qui arrive a ceux qui mènent leur vie d'erreur en erreur, après que notre premier parent ont transgresser dit la bible ils ont reçu leur sentences étant homme et femme qui est sujet de la faiblesse et du mal et Dieu leur a donne le pouvoir de dominer sur toute les choses et les démons parce qu'il savait que il y a beaucoup des démons de tout sorte et vous devez les chasses pour pouvoir sortir de l'état de l'homme et redevenu dieu, le salaire du péché c'est la mort ou le prix à payer de nos erreur c'est la mort, la mort n'a pas de maison si vous ne l'invitez pas chez vous n'y rentrer pas, il n'a pas d'acte naissance si vous ne lui donnez pas un nom ou prénom il n'y en aura pas, il n'a pas de civilité ni nationalité si vous ne le lui en donnez un ce qui veut dire il n'est pas important, il ne vaut rien mais c'est l'ensemble de vos erreur qui résulte la mort, parce que c'est éteindre la lumière qu'est-ce qu'il y a après l'obscurité rien, la fin, par exemple vous passez un décennie a travaillé dans un projet après tant d'années de tresse et d'effort et un jour si terrible et insignifiant après quelle heures de la journée vous remplissez le dernier dossier en disant c'est la fin du projet, qu'est-ce c'est ? Rien la fin n'a jamais eu d'importance c'est toujours une broutille la fin, image quelqu'un qui passe six mois à regarder un feuilleton et un jour ho 'Ps c'est le dernier épisode c'est la fin, que signifie, quel importance c'est rien, le rien c'est un terme métaphorique imagine par exemple : quelqu'un qui pense et aussi loin c'est comme si il voyage de l'au-delà et vous lui disiez, eh a quoi pensez vous ? eh moi ! non rien, il répond ainsi parce qu'il ne sais pas a quoi il pense, des fois notre esprit peu nous emmène très loin de l'inconscient, ce qui signifie que ce n'est rien, cela signifie qu'il ne peut pas définir mais le rien dans son ensemble est remplir de futur, de passer, et de complication, prenons encore le cas de quelqu'un qui vous a donnez a manger après d'être terminer vous disiez merci… et il réponds de rien ! que pensez vous de cette réponse ? A mon avis cela signifie beaucoup de choses par exemple : pas de quoi, vous pouvez toujours venir manger ici, cela ne me dérange pas j'en ai beaucoup, oh vilain ça l'enchante manger facile ! Etc. c'est ainsi la mort c'est un rien dans l'espace qui suivi votre mort, il y a rien on parle jamais de ce que vous avez faire après votre mort bien entendu mais c'est de ce que vous avez faire de votre vie qu'on en parle, cela signifie que vous ne pouvez changer vous erreur après la mort, tous les bonnes choses que vous pouvez faire c'est aujourd'hui ou jamais parce que après la mort votre histoire prend fin et la vie continue, et vous ne ferai jamais parti, si et seulement si vous avez travaillez la dessus pour que votre nom reste dans la mémoire des autres parce la mort est toujours la… imagez-vous, vous vivez avec tous ce qui peuvent vous tuer. Par exemple : la voiture que vous conduisiez chaque jour, la nourriture que vous mangez chaque jour, l'eau que vous boirez etc. tous ce qui est dans ce monde peuvent est la chute de vos jours sous le soleil mais ça n'empêche pas certain vieillissent et certain meurt aussi jeune pourquoi ? C'est la grande question le pourquoi mais on n'est la seule personne responsable de nos actes, de nos erreurs et de notre manque de responsabilité parce que si quelqu'un ne prend pas soin de lui-même alors qui prendra mieux, vous seul pouvez être votre salut ou votre damnation, parce que la plus grande formule de la vie c'est. ‹Vivre-erreur=longévité › mais si vous vivez en contradiction avec les principes moraux en faisant ce que vous semblez correcte parce que vous voulez que ce sois ainsi pour vous conformez dans votre immoralité alors la formule est l'inverse. ‹Vivre + erreur=brièveté › la vie est mathématique même les virgules comptes parce que si vous ne faite pas attention a ce virgule votre résultat serez mauvais, parce qu'il représente l'un des démarches a suivre pour que votre résultat sois exacte il faut respecter toute les parenthèses et ça c'est radical rien ne le changer ce qui veut dire ni les hommes, le temps, ni la modernisation, ne peut en aucun cas le changer, ce sont des choses automatique du quotidien, prenons les cas de ceux qui a créent les ordinateur par exemple : la personne qui a créer le premier il les a créer mais du genre brut, après des personne ont créer des échantillons moins brut que cinquante ans avant, de nos jours nous avons des variété de marque vraiment extraordinaire comme la compagnie Apple qui fabriquer i phone il y a i pad c'est si léger comme une feuille de papier ce qui signifie qu'il y a une très grande changement dans le monde de l'informatique mais le changement c'est visuel pourtant c'est la même énergie il est évident qui utilise aujourd'hui des formule plus compliquer, sans abolir les autres mais les même matériel parce que ‹rien ne naît ni ne périt › dit Anaxagore, mais tout simple des choses déjà existantes puis se combinent de nouveau, vous ne pouvez pas changer les principes de la vie, qui sont les respect de soi et d'autrui, le pardon et l'amour, la tolérance et l'indulgence, la crainte de Dieu avant tout choses et en résumer le bien et mal. Il faut éviter de commettre des erreurs parce que l'erreur c'est comme le corps, il n'oublie jamais rien, il accumule chaque jour tout les défauts pathologiques et si vous ne vous remédier pas après vous subiriez les conséquences approprient, même si il y a des maladie qui se traite avec le temps selon les médecins le corps se régénère chaque de ans, et devenu neuf mais d'une imprudence consécutive dans ce cas la il y a pas solution possible parce que c'est ce que vous voulez, c'est pour raison là si vous restez toujours dans l'erreur de chaque jours alors vous allez submerger dans votre propre problème que vous avez-vous-même créer, c'est pour raison là certain vivre longtemps tranquille et d'autre perturber tout au long de leur vie, c'est le fruit de leur vigne, il faut s'évincer de toute les erreurs possible pour que votre vie sois parfait et pleine de bonheur et joie vivre en sante avec un corps saint et un esprit saint dans la longévité absolu, il y a beaucoup de promesse et d'espérance pour tous ceux qui sait contrôler ses émotions. Sois ennemi des erreurs et approchez-vous plus prêt de la perfection.

La peur :

La peur c'est une ressentie généralement dans la perspective du malheur ou du menace, Depuis le commencement et jusqu'à aujourd'hui la peur ce divise en deux formes de personnalité différents, elle peut être la vertu, ou un défaut, pour l'incapacité d'affronter votre vie, votre rêve, votre adversaire etc. il y a aussi le terme de phobie qui peut être cause d'un animal effrayant et répugnant ou des endroits, parce que il y a des gens qui ont eu peur des endroit fermés, il sont claustrophobe etc. dans ce cas d'après les médecins c'est le résultat d'un accident ou d'un séisme dont la personne se retrouvais seule coince et depuis produire une peur et de frustration, qui est le cause du phobie ou c'est héréditaire, dans ce cas la meilleure solution c'est de fuir les d'endroits clos, ou si par surprise vous vous trouvez dans un endroit pareil la meilleure solution c'est de penser à toute les choses meilleures que vous avez vécu afin de dissimule votre peur et prenez courage pour faire tout votre possible de sortir là où vous y trouvez, si ce sont les animaux que vous avez peur la solution est simple c'est de vous faites a l'idée qu'il ne va pas vous mangez même si il y a des animaux empoisonneur, les scientifiques l'ont toucher pour pouvoir les examines ce qui veut de toute les façon il faut les approches parce que les animaux sont partout, vous ne pouvez pas les fuir, il se pourrais que vous le trouverez dans votre lit, plus vous avez peur des animaux plus les animaux vous faites peur… du point de vue de la vertu, si vous avez peur de faire du mal aux autres, avoir peur de mentir, avoir peur d'offenser, avoir peur d'abandonner vos rêves, avoir peur du châtiment de Dieu, avoir peur de désobéir a Dieu etc. quelqu'un qui ressentie ce genre de peur c'est quelqu'un qui lutte de sortir de l'ordinaire a l'extraordinaire qui procède de la force et dévotion, être pessimiste ce n'est pas toujours être négatif mais c'est une tendance de voir toute les mauvais cotes des choses, c'est de quoi ont a eu peur qui est important parce que, une personne qui ne voie pas son avenir du faite qu'il n'est pas si fière de la vie qu'il y a aujourd'hui c'est une personne lucide parce que, quand vous avez peur de échouer par exemple : ce n'est pas échouer ça non ! bien étendu mais, vous le pensiez et imagineriez comment vous allez vous sentir dans ce cas là, cette peur là que vous ressentez va vous aidez de changer la situation afin que demain ce que vous avez toujours eu peur ne vous arriverez jamais, vous pouvez changer votre destin, c'est très précautionneux et c'est une grande vertu quand vous voyez le mal avant qui y arrive et dans la peur de ce désastre vous chercherez la force pour pouvoir le vaincre quand t'il arrivera, il y a des personne qui pleurent avant le deuil parce que ‹l'homme est incapable de faire ce qu'il est incapable d'imaginer› ce qui signifie que tous que vous pouvez penser vous pouvez le réaliser mais, dans ce cas c'est le contraire parce que l'effet d'avoir peur du mal du futur, c'est imagine ce que vous ne voulez pas, voir dans votre futur ou ce que vous ne voulez faire pour ne pas nuire à votre futur, ça c'est une très grande vertu d'être clairvoyant et perspicace. Selon les médecins la peur vient premièrement de la vue, deuxièmement du cerveau et troisièmement de la colonne vertébrale ce sont eux qui provoque le ressentie de la peur par exemple : une personne qui marche et il voit un animal ou quelque choses d'effrayant a l'instant qu'il a vu ses yeux brille et projette de l'énergie au cerveau et il commence à penser qu'est-ce que je vais faire, et il commence à projette de l'énergie dans la colonne vertébrale pour que la personne puisse réagir avec toute ses membres. Il arrive des fois la personne fuir en courant parce que il a trouve la force de courir, il y en a d'autre qui ne pas courir parce que l'énergie qu'il reçoit dans sa colonne lui laisser quasiment paralyser de la peur la seule chose qu'il peut faire c'est d'appeler au secours en criant, et pourtant, ceux qui ont déjà vu cet animal ou déjà penser a ce problème lorsqu'il ce trouve au pied du mur, en face du mal, en regardant le problème devant lui ou l'obstacle, il commence bien sûr a penser a des milliers de solutions parce qu'il a déjà penser un jour à ce problème ou parce qu'il a toujours sûr que le malheur est là et il peut arriver a n'importe quel moment dans la vie, la plus grande défaut que peut avoir quelqu'un c'est d'être lâche et peureux ‹Dieu la dit n'ayez pas peur je suis la avec vous tout les jours jusqu'à la fin du monde› c'est un ordre divin vous ne devez pas en aucun cas avoir peur, il vous faites déjà cette promesse, ce qui veut dire vous avez sur qui compter, quand les obstacles, les maladies, les choses de ce monde morbide etc. vous bousculez, il ne faut pas eu avoir peur, il ne faut abandonner, il ne faut être lâche parce que, dans tout les histoires du monde entier, de la bible, il y a pas un seul qui parle de la lâcheté et d'abjection d'un individu jamais, Dieu ne pardonne pas les lâches et les Perreux, l'imparfait de l'homme c'est la peur, vous ne devriez pas, la peur ça hante l'esprit et ne laisse pas grandir a ceux qui le consument, elle retardent les visions et détruite les objectives et les rêves c'est un démons dévastateur, ne vous laissez jamais conduire pas la peur, c'est pour cette raison dans ce paragraphe vous avez les deux visages de la peur pour que vous puissiez choisir la figure positive de la peur.

La paresse :

C'est l'une des choses les plus médiocres qui puisse exister, c'est sans intérêt sans avantage, et sans destination, elle est là justement pour vous mettiez a mis chemin pour que vous n'arriveriez jamais, si il y a une chose qui est plus pire que la mort c'est la paresse parce que ‹ être paresseux c'est être mort en vie ». Parce que si vous existez c'est pour travailler, inventer, créer, pour que vous puissiez passer par tout les étapes de la vie, la mort, et puis l'immortalité. Dans ce cas si vous restez coincé dans votre univers vous n'allez pas pouvoir ni vivre, ni mourir, ni être immortel et encore moins d'existe. Parce que « la mort ne vaut rien si la vie ni était pour rien » il y a une très grand différence entre un homme ou un être, l'effet d'exister d'avoir le souffle d'être une personne, c'est ça l'être, c'est l'existence et c'est tout mais, pour être un homme il ne suffit pas seulement d'être humain ou avoir un sexe masculin mais, non ! il faut travailler, lutter, se battre, avoir une famille, un rêve, de vision, un objectif viser, et en plus une croyance, un titre etc. la vie est très simple pour tout ceux qui respect les principes et qui pense productivement en chassant tout les démons psychique qui leurs perturbes et, leur mettre en retard ou qui ne le laisse pas bouger du tout, en leur rendant infirme et invalide dans tout leurs décisions qui pourrait être utile dans leur vie mais, la vie est aussi complique et terrible inopportun, pour tous ceux qui ne sait pas comment chasser tout les esprit qui ne le laisse pas grandir, qui le rend paresseux et lent qui ne savent pas profiter de toutes les opportunités, approprier de la vie ou qui ne savent pas se mettre au bonne endroit ou en bonne compagnie, la vie ne fait pas cadeau a personne tout a un prix, rien n'est gratuit, Dieu qui est le père céleste il nous aimons et il donna sa vie pour nous sauver du mal et le pécher mais, a condition que si vous garder les commandements et faite le bien vous aurez la vie eternel ça c'est le prix a payer, si vous ne travaillez pas vous ne pouvez pas manger, il faut réfléchir demandez-vous a vous-même, en quoi pourrais-je être utile ? Que-est-ce que je peux faire dans cette vie ? C'est quoi ma vocation ? Que-est-ce que seulement moi peut faire dans cette vie ? Vous saviez que vous êtes spécial et unique alors, que-est-ce-que vous attendez ? Levez vous et dégourdir vos jambes et votre esprit, mettez vous a marcher et en action soyez vaillant, battez-vous pour tous ceux que vous voulez parce que “la vie est une lutte sempiternel”.

L'impatient :

Une personne qui est nerveuse qui a un sentiment d'inquiétude et d'irritation qui éprouve de la souffrance ou dépression, c'est une personne qui perde son énergie sa force et sa lucidité, ce n'est pas bon pour l'être, c'est une maladie ça pourrais vous consumez à l'intérieur, vous rendez fou par manque de patience la patience est une vertu. C'est plus sage qui sait d'attendre, être impatient c'est être stupide, c'est un sentiment qui nous brulons a l'intérieur et nous poussons a faire des choses qu'on ne devrais pas faire ou qu'on ne devrais pas dire, deux personne ont eu un contrat a signer pour le premier jour du mois suivant, c'était le vingt deuxième jour du mois qu'ils ont écrire le contrat toute les deux attendons les appellent entre eux pour confirmer le contrat le premier de la prochaine mois, l'un d'entre eux est un impatient depuis ce jour il n'arrive pas a dormir il pense sans arrêt a l'affaire, dans sa tête il dit : et si il ne m'appelle pas ! Et s'il ment ! Et s'il change d'avis ! Et s'il oubliait etc. mais tout ça ce n'est même pas de question, parce qu'il n'a pas de réponse propre à ses question mais, ce sont des point vue nerveux et irritant qui fait activer la négativité qui pourrais tout faire faux bon le plan de ses deux actionnaires, parce que cette obsession n'aboutir a rien que de le faire penser a des milliers choses négatives qui n'a pas de place dans cette affaire, et il arrive dans moins de huit jours l'autre lui a appelé et dit comment allez-vous mon cher collègue ! tout reste intact vous n'avez aucun changement concernant l'affaire, il répondit, dit-il absolument que non, tout est en ordre au contraire je vous ai appeler a mainte reprise, l'autre a répondu haha je me suis absenter pendant quelque jours excuse-moi alors, tout va bien de mon côte alors, prend soin de vous de n'importe quel changement vous me signalerez alors on se verra au jour conclut, il a répondu : bien entendu mon cher collègue, avec un cœur remplir de joie mais aussi de regret, il imaginait en disant si mon collègue s'avait tous les horreurs que j'ai pensé à son sujet ce serait terrible, parce que si quelqu'un doute de vous, vous n'avez pas intérêt de travailler avec lui, c'est un manque de respect "faire confiance a quelqu'un c'est lui donner du travail a faire mais douter de quelqu'un c'est une révocation arbitraire" parce que l'effet de penser mal de l'autre vous aller attirer le mal dans la relation, que ce soit dans le travail ou sentimental etc. vous n'avez pas le doit de juger a personne encore moins s'il n'a rien fait pour qu'il soit juger, c'est absurde et stupide et inacceptable de la part de quiconque, il faut chasser tout les mauvais sentiments et les défauts autant de fois que vous pouvez vous débarrassez deux. Quand vous doutez d'une personne celui là, a quatre vingt pour cent de chance de vous tromper, et il n'y a aucun engagement en vers vous parce que déjà vous le prenez pour un abrouti, alors il va se comporter comme t'el, et peu importe ce qu'il peut faire pour vous il sera toujours un abrouti a vos yeux mais, quand vous ne douter pas d'une personne vous lui donnez un opportunité, même si il était un dégénère il fera en sorte que vous continuez a croire en sa capacité, ceci dire pour qu'il puisse être celui que vous croyez qu'il est, et ça c'est beaucoup de travaille a faire et d'engagement, si vous voulez voir la beauté des autres ouvrer votre cœur sans aucune arrière penser, et vous verrez qu'il de la bonne personne dans ce monde cela dépend vous, et vous seul "malheur a l'homme qui ce confier a l'homme dit l'eternel des armes" comme vous savez que l'homme est synonyme de tout ce qui est négatif et imparfait, cela signifie que vous ne devez pas confier en soi même parce que vous vous faites du mal a mente reprises, parce que, a chaque fois que vous vous laissez emporter par les démons psychique, par des mauvais habitudes, ou prendre des décisions inappropriés c'est la partir de l'homme en vous qui vous faites souffrir, cela signifie a mon avis "malheur a un pécheur qui ce confier a un pécheur" un pécheur ne peut pas compte sur un autre pécheur mais au sauveur parce que tous les deux vont être juger, il ne faut pas confier en l'homme mais il ne faut pas non plus laisser l'impatient, les doutes et toute les mauvais ressentiments vous rendez stupide, incompréhensible, insensible, méprisable envers les autres, délibérez vous de toute cette défaut avec toute votre force et que votre cœur sois léger, que votre nuit sois splendide, sois patient envers soi et autrui.

La tristesse :

Quand quelqu'un ce sens abattu pour une personne ou pour quelque chose et quand le cœur est serrer de douleur la seule choses à faire c'est de chercher le mot contraire que ce soit dans la nature, dans des films comique, dans des souvenirs merveilleux et d'autre mais, il faut retrouver la joie parce que la tristesse est un feu dévorant qui consume l'âme, c'est une préoccupation, c'est quelque chose qui absorbe le moi, qui terrifie l'être et qui prie tout l'espace de vos pensées dans ce cas ce n'est bon pour vous, il ne faut pas la laisser hanter votre vie vous devez agir vite avant que ce soit trop tard, mais une personne peut être triste et joyeux en même tant c'est la normalité de la vie, il vaut mieux une nuit remplir de tristesse que une année remplir de joie, disons pourquoi ? si la joie est divine mais la question est. Quelle est la raison de votre tristesse ? Et quelle la raison de votre joie ? Cette nuit peuvent vous converti en un homme responsable et moral pour le reste de vos jours tant-dis-que cette année peuvent vous converti en un éternel misérable, avec la joie tout est possible, sois joyeux gai pour de bonne cause ne vous amusez pas à faire la fête dans l'alcool, la drogue et la prostitution ce n'est pas ces moment-là il est question nom ! mais, c'est de la joie vivre, le sourire, l'observation, c'est être quelqu'un qui est capable de rire au-dessus de ses problèmes ses obstacles, quelqu'un qui peut continuer après le deuil, celui qui ne ce sens pas seul au monde, celui quand-il n'y a personne sur qui compter se tourne vers le ciel, la nature, les oiseaux, les petit poisons dans l'eau, la mer, la terre, celui qui chercher toujours une raison de vivre en paix et en joie, les gens comme ça une nuit de tristesse pour eux c'est une nuit de décision et de réflexion, dans ce cas la tristesse en vaut mieux que la joie, des fois il faut pleurer pour laver le cœur de toute ses crainte et de ses doutes, vous savez pourquoi il y a tant des suicides ? c'est parce que au moment ou la personne se laisse dominer par toute ses problèmes et ses peur, des fois c'est la famine, le deuil, l'amour, la honte etc. tout ça transforme sa vie en une profonde mélancolie dont il trouve pas de sortir et quand quelqu'un ne trouve pas la sortir ça veut qu'il est coincée asphyxiée, il n'arrive pas respirer l'ère de la vie et dans ce moment la vie n'a plus d'importance pour lui, sois joyeux et pleine de gaieté dans votre vie ne laisse jamais votre cœur consumer par la tristesse, pleurer quand c'est nécessaire quand le cœur a vraiment besoin, rire à chaque seconde et à chaque instant, préparez votre penser pour la joie et chasser la tristesse dans toute ses formes et ne la laisse pas rentrer dans votre cœur, faites-vous un lien avec la joie, que votre esprit sois remplir d'enthousiasme et gaieté constant.

La haine :

C'est une maladie très dangereuse, un virus qui contamine l'âme et l'esprit elle provienne de l'amour et de l'amitié, personne ne peut haïr quelqu'un qu'il ne connait jamais, elle vient toujours après la suite de la tromperie, de l'offense, du désaccord, de conflit etc. c'est toujours la même personne de qui on était amoureux ou un ami que nous finissions par se haïr, dit : Socrate "qui aime à l'excès peut haïr à l'excès" parce que c'est avec la même quantité dénombrable d'amour qu'on va haïr, quand on est dans cette situation avec le cœur piétiner ou le cœur briser, on voir que la vengeance, faire souffrir l'autre, dégrader l'image de l'autre, exterminer l'autre, tout ça pour apaiser la souffrance la perte de cette amour ou cette amitié mais ce n'est pas la solution ça peut seulement vous convertirez en un monstre, ou un perdant parce que quelqu'un qui vit avec c'est sentiment ne vit pas normal, si vous être offenser pour oublier les mauvaises sentiment qui grandit dans votre esprit c'est de pardonner à l'offenseur, si vous êtes amoureux puis on vous trompez ne cesser jamais d'aimer, ouvrez votre cœur et laisser rentrer l'espoir et l'amours encore une fois, il vaut la peine d'aimer mais haïr c'est se détruire soi-même, L'éternel a dit : "aimer votre prochain comme soi-même" n'aimez pas vos amis et haïr vos ennemis non ! Aimez ceux qui vous haïssez et pardonner a ceux qui vous on offenser, il savait très bien pourquoi il l'a dit, quand quelqu'un vous faisiez du mal ce n'est pas de vous qu'il est péché mais de celui qui a établir la loi et les règlements, votre devoir c'est de pardonne parce que cet a Dieu la vengeance et a lui la rétribution des méchants, c'est pour cette raison ne vous laissez pas envahir par la haine parce que, elle est comme une terre altérée qui souffre après l'eau, il est impossible d'être haineux et en même tant d'être heureux, en haïssant les autres ou dans le conflit et la querelle vous ne pouvez pas être heureuse, le bonheur ça se partage ce n'est pas universel, si quelqu'un vivait dans un forêt ce qui veux dire là où il n'appartient pas, toute seul il va devoir se familiariser avec les arbres et les animaux devenu moities humain moities animal parce que s'il se met en guerre avec eux il va devoir fuir ou mourir, il y a pas de vie si le cœur n'est pas remplir d'amour et bonté, de charité, de pitié, d'humilité, et d'indulgence mais c'est l'obscurité total, l'amertume, le grincement de dent, il y a des personnes qui se hait soi-même pour des milliers de raison pour une autre par exemple qui préférait être quelqu'un d'autre, pour son origine, pour sa couleur, pour sa statut social et économique, quand ces choses arrive dans la vie d'une personne, elle est de plus en plus morte que vivant, personne ne peut vivre avec quelqu'un s'il ne l'aime pas, sinon il aura toujours de pleure et douleur dans leur vie, imaginez si c'est vous la personne en question, que vous vivez en désaccord avec soi c'est terrible il y a ni de présent, ni de passer, ni de futur, ni de paix, et encore de la vie pour ceux qui ne vit pas dans la paix avec soi, dans la harmonie d'esprit, aimez-vous et aimez votre prochain et que l'amour apporte la joie dans votre vie, longévité, et le bonheur que vous méritiez.

La vengeance :

Dans toute les histoires et de la fiction, on voir comment les gens ont souffrir et comment ils ont pris soin de préparer leur vengeance et la quantité de drame qu'ils ont causé parce que, pour se venger de quelqu'un il vous faut beaucoup de statistique par exemple :

Le temps
L'argent
La gloire
Le pouvoir
La patience
La haine
Et la détermination etc.

Si non votre vengeance sera insignifiant sans aucune valeur parce que si la personne qui vous a offenser reste toujours au-dessus de vous, même si vous répétez ce qu'il vous aviez faire ou vous jurez a l'offenseur pour le mal qu'il vous aviez faire, la seule façon de toucher cette personne-là, puis de vous demander pardon, de vous expliquer la situation, et réparer ce qu'il avait faire c'est si et seulement si cette personne est humble, sage, conscient et ayant le crainte de Dieu, dans le contraire cette personne vous ridiculiserez parce que elle reste toujours au-dessus de vous et elle vous a gagner encore une fois, ce qui signifie qu'il y a pas de vengeance sans la statistique appliquée, vous pouvez murmurer les faute des autres ou lui jeter des sorts mais pour se venger, il faut endurcir le cœur et devient insensible, afin d'accomplir cette œuvre là, ce qui veux dire la vengeance est un sentiment bestial qui ronge le cœur qui ne vous laissez pas voir a d'autre alternative comme l'abandon, le pardon, l'humilité etc. et si ça prendre un décennie je métrais ma main au feu que cette personne la perdra un décennie de sa vie personnelle pour détruire l'autre, quelle atrocité ! que c'est barbare ce sentiment parce que tous que vous pouvez faire ne changera jamais le mal que les autres vous faites au contraire c'est empirer la situation a force de souvenir et de conserver la rancœur, par fois une personne peut vous offensez inconsciemment ou suite à des crises personnels causer pas la naissance d'un inconnu chez la personne en question et vous qui a pris un mauvais cheval, arrivait au mauvais moment où la personne n'avait aucune patient et aucune sentiment de pardon ni de compréhension, ce qui signifie qu'elle était hors d'elle-même, ce pendant il y a des personnes qu'il n'y a pas un jour de sa vie qu'il ne soit pas hors de lui-même, toujours de mauvais humeur, même si il va vous aidez il doit vous offensez d'abord, parce que les mauvais individus existe et se sont des gens qui ne connait ni Dieu, ni Roi, ni Loi, qui fassent ceux qui veulent avec qui il veut comme bon lui semblent mais ça ne justifie pas autant de se venger deux parce que, chacun est responsable de ses actes et de son péché contre celui qui a établir la loi, Dieu dit dans sa parole à moi la vengeance a moi la rétribution des méchants, vous n'avez aucun doit de faire justice a personne ni de ruiner la vie a personne, aucun doit divin ni psychologique, et philosophique, gouvernementale de juger a personne, parce que si quelqu'un vous a voler le droit, c'est pour raison qu'il existe des autorités de loi pour que le droit de chacun soit respecter correctement par exemple : les juges et les avocats sans parler de la justice fausse et pourtant la vengeance n'est jamais la solution dans tout ce cas-là. Une jeune fille dans un jour triste de sa vie sans qualification sans diplôme et, qui se met à penser qu'est-ce que je dois faire de ma vie mais, dans cette époque il avait un homme qui était directeur d'un magazine qui passait souvent à télévision et elle a été l'une des fans inconditionnels de ce magazine, ce jour-là quelque choses est venu dans sa tête, que d'aller demander du travail à cet homme qu'elle adore tant parce c'était un homme qui fait rire toujours les autres et toujours de bonnes humeur puis elle a décidé d'y allé pour demander du travail, en ce jour-là cet homme était dans un crise familial parce qu'il a trouvé sa femme en flagrant-délit avec un autre, en une semaine il allait divorce puis comme il avait des papiers à prendre au bureau. Il décida de passer pendant une heure avant la séance du divorce, en rentrent au bureau la demoiselle a surgi pour abstenir le Mr. avant de rentrer dans son bureau, il était surpris et dit qui êtes-vous ? Avez-vous un rendez-vous ? Elle a dit non mais je voudrais vous parler, il a dit : A quel sujet ? Avez-vous vu ma secrétaire ? Elle a dit eue ! C'est que je cherche du travail, il a dit premièrement vous devez voir avec ma secrétaire, deuxièmement apporter votre cv si vous êtes diplôme quelconque options dans le cas contraire vous n'avez rien à faire ici, parce que ici ce n'est pas une boite de nuit. si vous pouvez m'excusé je n'ai pas de temps a perde, avec un ton grossier et féroces, c'était triste et humiliante pour cette jeune fille elle se trouvait dans une situation irrémédiable de sa vie, elle ne pouvait pas oublier ce jour-là et, rester incarne dans sa mémoire, elle a fait tout pour réussir ce qui veut dire, ceux qui sont bien et ceux qui sont mal parce que, dans vingt ans elle est devenu millionnaire ayant beaucoup d'entreprise etc. elle a eu l'argent, la gloire et le pouvoir mais elle reste avec son âme dessécher et dure, elle n'a jamais eu la chance de rencontrer l'homme en question mais, elle se venge de tous ceux qui sont autour d'elle qui sont vulnérable comme elle a était, il y a un jour, elle dit toujours j'ai beaucoup souffrir pour arriver là et vous, vous ne voulez pas souffrir, ce qui veut dire elle n'évite pas la souffrance a personne au contraire, elle veut les voir souffrir pour apaiser sa vengeance beaucoup de personne ont eu ce problème de vengeance, si n'est pas parce qu'il a été humilier avant de réussir, c'est parce qu'il ont dû passer par beaucoup de péripétie avant de réussir, c'est pour cette raison il ne veut pas voir un autre qui arrive très jeune et qui monte les échelles de la réussite pour cette raison il les piétines parce qu'il veut se venger de la vie, si la vie ne lui pas donner cette opportunité personne ne doit l'avoir, la demoiselle ne savait qu'est ce qui se passe dans la vie de cette homme ce jour-là, même si ça ne justifie pas sa brutalité tant-dis que, elle aussi devrait se présent correctement dans son bureau comme ça doit se faire, ce qui veut dire toute les deux ont négliger un paramètre très important qui est le respect et la hiérarchie, la vengeance est une soif qui ne s'apaise jamais, sans le pardon et l'amour, parce que la vengeance n'est pas simple, c'est très compliquer chaque acte commettre, ouvre une autre porte ou une autre indice, et il faut réagir ainsi de suite il n y a jamais eu de fin, ni paix, que des querelles sans sin fin, Dieu a dit : dans sa parole ne juger pas afin que vous ne soyez pas juger alors, ne venger pas afin que vous ne soyez pas venger, pardonner et boire de l'eau de l'amour chaque jour pour apaiser toute les soifs de la tristesse du vengeance, parce que "la vengeance est un fruit amère pour ceux qui l'a semer et un fruit doux pour ceux qui a provoquer la semense".

La colère

Dans ce chapitre on parle de démon et de tout sa capacité, de la procession humaine, il y a beaucoup d'autre démon qu'on n'a pas site tel que le mensonge la calomniassions, le blasphème, les injustices, la discorde, le conflit etc. se sont tous des démons qui nous éloignons de Dieu et diminue notre capacité d'être parfait, qui désactiver notre surconscience mais qui nous transformons à être des hommes de plus en plus chaque jour, et, maintenant la colère est un sentiment qui provoque le mal, venant de votre système nerveux qui projet trop d'énergies et déclenche une crise de colère, en psychologie la colère est considères comme une frustration ou un émotion suite à une blessure ou un offense dans son intégrité physique ou psychique, il y a la colère saine dont la personne est en colère sans aucune jugement sur autrui, la colère exprimer est moins dangereux pour la sante mais de toute façon, elle est comme une poisson qui absorber votre penser et déclencher le désir de faire du mal c'est la naissance de la vengeance, même si vous aimez beaucoup l'offenseur de tout votre âme au moment que vous êtes en colère contre lui cet amour peut changer en haine en une seule seconde jusqu'à ce que vous vous remettez de ce sentiment provocateur, il y a des personne qui ont faire beaucoup de bêtise au moment de colère et après vient la culpabilité et le remords, des fois la personne ont commis tant de désastres même le pardon ne suffit pas, parce que il y a trop de désastres, trop de choses à reconstruire, trop de plaie à soigner, que seulement l'amour de Dieu peuvent réparer, imagine un instant si il n'existait pas tous ce ressentiments dans le monde la vie serait plus facile et, nous serions tous parfait sans la moindre défaut, c'est pour cette raison pour que notre penser soit productive en produisant le bien il faut chasser tous ses démons parce que, l'énergie qui rentre dans notre cerveau nous permettons de penser, et la pensée que nous-avions nous permettons de réagir, ce qui veut dire notre réaction provienne directement de notre penser, si notre penser n'est pas le produit du bien ou n'est pas positif cela signifie que notre réaction sera catégoriquement mal ou négatif, c'est pour cela en évitent toute les frustration et les énergies démoniaques que nous venons de voir dans ce chapitre nous allons pouvoir vivre plus calme avec une personnalité descente une vie pleine d'amour et de richesse, de longévité, et de victoire absolu sur le mal.

Chapitre 3
La motivation

Le but de ce livre c'est de vous rendre actif dans votre penser pour qu'ils soient positives en produisant des actions positives et correctes, mais pour que ce soit ainsi il vous faut quelque choses de très dynamique qui projet de l'énergie c'est-à-dire, d'une force centrifuge mais quel est le but de cette force c'est d'attirer a la pensée la force de se mettre en action parce que, chaque jour nous les êtres humains ont eu à chaque seconde, des milliards de pensées, penser positif c'est très bien mais, il faut mettre ce pense en œuvres pour que votre vie et votre activité soit positif, cela signifie il ne suffit pas seulement de penser, vous ne pouvez pas imaginer combien de penseur qu'il y a dans ce monde et combien de rêve qui ne se réalise jamais et combien de projet qui sont inachevés parce que la personne a tout dans ses penses mais pas assez de force, de réaction qui lui faut pour atteindre son but, ce qui veut dire la motivation, c'est ce qui motive qui donne de la force de réagir en dépit de tout les ambigüité de l'entourage et de la vie, la motivation est une organisme vivante qui s'engage toujours pour une activité précise, elle détermine et déclenche une certaine direction avec de l'intensité souhaite et une assurance pour la prolongation jusqu'à l'aboutissement, c'est une déploiement d'énergie qui peut venir sous plusieurs aspect tel que l'enthousiasme, la persévérance, l'assiduité l'obstination, la ténacité, être zélé. Quand vous ressentez ce genre de sentiment dans votre projet et dans votre avenir, vous êtes invincibles parce que qui peut vaincre un homme motiver avec des penses positives personne !!! parce que quand vous aviez des penses positives dans votre tête et avec de l'énergie d'action, la matière n'est pas du tout difficile parce que l'énergie est suffisant pour attire la matière mais, sans la force ou de l'énergie la matière est plus lourd, ce qui veut dire si le problème n'est pas reconnu alors la solution est tardive, pour atteindre quelques soit le but que vous avez dans votre vie il vous faut un plan d'action, vous voulez être médecin très bien mais qu'est-ce que vous faite à partir du jour ou vous avez eu c'est idée ou ce pensée, si vous ne soyez pas motivé la dessus, vous pouvez vivre un siècles mais jamais vous deviendrez médecin parce que, c'est depuis le jour où vous avez l'idée, que vous devez vous mettre en action afin d'aboutirent votre rêve, la motivation c'est la nourriture de la pense, sans la motivation elle est morte parce que c'est la motivation qui donne vie à la pense ou qui lui permet d'être réelle ou actif, imagine vous pensez toujours à faire du bien sans jamais décidez un jour de faire du bien à quelqu'un, a quoi ça sert de le penser si vous n'êtes pas prêt à le faire, il y a des personnes qui limite ses penses pour ne pas penser à certaines choses parce que, ce sont des choses que jamais qu'ils vont tenter avoir tout au l'on de leurs vies, par exemple : il y a des personnes qui disent ; je ne veux pas être riche, non seulement la personne ne pense pas à la richesse mais, aussi rien qui soit du monde des riches dans ce cas-là, la pensée est morte et il n'y a pas de désir ni d'énergie pour que la richesse vienne a son chevet, même si on fait cadeau la possibilité d'être riche a cette personne-là, tant dis que ceux qui pensent à être riche et qui ce motive nourrissent ses penses de tous ceux qui appartiennent à la richesse, attire la richesse et si il y a de la persévérance deviendra riches je mettrais ma main au feu, parce que c'est ça la loi d'attraction, parce que tout ce que vous pensez avec motivation l'énergie l'attirez vers vous mais, pour cela il faut vous motivez comment ? Par exemple : vous voulez une maison on peut dire la maison de votre rêve pas vraie ! Il ne faut pas seulement penser à la maison mais ce motive pour la maison, c'est quoi ce motive pour quelque choses ? Un exemple très simple va voir un architecte parle lui de votre maison de rêve combien il vous faut pour une maison dans ce genre, ou bien ! Vous savez maintenant avec la technologie il y a l'internet recherche la maison de votre rêve, admire là penser que vous êtes déjà dans cette maison, ou que sera votre vie dans cette maison, ou du moins, si vous ne voulez pas trop enfer, dessinée la dans un bout de papier mais, fait quelque choses vis-à-vis de ce que vous pensez de vous-même et, je suis convaincu un jour vous allez avoir cette maison sans même vous rendre compte, peut-être un jour en souvenir du passe ou votre rêve lointain ou vous vous retrouver avec ce papier que vous avez été dessiner il y a longtemps puis vous allez vous rendre compte que vous vivez depuis des années dans la maison de votre rêve, ce n'est pas magique c'est l'énergie parce que l'énergie peut faire bouger la matière le plus lourd, c'est quoi l'énergie dont on en parle ? C'est la motivation et c'est quoi la motivation ? C'est ce qui déclenche le dévouement, la persévérance, le désire de réaliser ceux qui sont dans votre pensée, la pensée est grandiose vous ne pouvez pas imaginer la grandeur d'une pensée "la pensée d'un homme est le résume de lui-même" si il est un assassin c'est le fruit de ses penses mais si il est un président aussi c'est le fruit de ses penses, ce qui veut dire on peut pas évaluer la pensée mais métaphoriquement la pensée est si petit et simple, imaginez-vous, on ne paie pas pour penser, pas besoin d'un statut social pour avoir une pense, pas besoin d'un statut mental pour penser même les déments pensent, cela veut dire que ce n'est pas grand choses d'avoir une pense, on a des millier de penser par heure, la pense est simple on ne souffre pas pour avoir une pensée mais le comptant de la pense des fois demande des années de carrières et de travail pour réaliser ce penser qui devient un rêve, cela signifie une pensée qui n'est pas motivé est morte et n'a aucune valeur parce que c'est la motivation que vous ajoutiez a la pense qui l'a nourrit et l'a maintenu en vie et attirer la matière nécessaire que vous avez besoin pour l'aboutissement de vos rêve et de vos projets etc. avec elle vous pouvez réaliser des choses extraordinaire, personne ne peut décider pour vous, vous êtes le maitre de votre destin ce qui signifie, si vous ne décidez pas ou vous n'avez aucune motive dans cette vie, qui prendra les décisions pour vous personne ! La vie ne vous devez rien si vous n'avez pas une raison de vivre ou une motive d'être envie, si votre vie n'est pas justifiée. Il arrive un jour avant la veille de noël un homme prit l'avion pour aller se rendre dans sa famille parce qu'il travaillait hors de son pays natal malheureusement au bout du voyage il a eu un accident d'avion, c'était terrible et atroce ce qu'il était arrivé, parce qu'il a été fracturer a la tête à la colonne vertébrale, les dispositions de la sécurités aériennes ont travailler d'arrache-pied pour amener les blesser au secours urgence et il était l'un des rescapes et grave les médecins disent qu'il ne survivra pas, il était en coma et il rester pendant six mois sans se pouvoir bouger complément paralyser après six mois il a réagir, il respire sa famille était heureuse de cette nouvel parce que, quand il y a le souffre de vie on peut tout espérer mais il ne se souvient plus de rien, ni qui il est, seulement dit-il : qu'il écoutait toujours qu'on lui dit John à chaque fois que quelqu'un vient vers lui, avant de prendre l'avion il a parlé à sa famille et sa fille lui disait qu'elle lui réserve un cadeau quelconque… pendant tout le huitième mois il écoutait tous ceux que les gens disent a leurs sujets, les médecins dit : qu'il a cinquante pour cent de probabilité de survivre mais cent pour cent de rester paralyser et sa famille qui lui racontait des histoires et qui lui dit combien il compte pour eux et il commence a ce souvenir de son identité petit à petit, deux mois plus tard, pendant qu'il dormait il a eu un songe dont il voit sa fille qui lui disent au téléphone revient vers moi j'ai un cadeau pour toi papa ! Papa ! Et il s'est réveiller avec conscience de son état, où il était, et de tout ce qui c'était passer avant de prendre cette avion et avant le crash, il était terrifié et il se demande depuis quand je suis ici, ma famille !!! Il criait dans son cœur ma famille a besoin moi mon Dieu sauve-moi ! je dois me lever de ce lit, il était tellement agite dès son réveille les médecins ont eu beaucoup du mal à lui calmer, depuis ce jour-là que cet homme était conscient de son état, il décide de ne pas rester dans ce lit parce qu'il dit je dois sortir d'ici ma famille a besoin de moi ça était son motive de se levé du lit pour sa famille, depuis ce jour-là son travail était de respirer à fond de toute sa force, il respire et il respire, avant pour respirer il lui faudrait des appareil spécifie mais maintenant qu'il est sortir du soin intensif il prend tout son temps de respirer et d'imaginer marcher pour sortir de l'hôpital là où il était, c'est incroyables que peut faire la motivation psychique de quelqu'un, les médecins se surprend chaque jour de l'évolution incroyable de cet homme, chaque jour il était de mieux en mieux parce que c'est ça l'énergie, il avait un but bien déterminer qui était de survécu de cette crash pour sa famille puis un ans après l'accident il est sortir sur ses deux pies a noël et retrouver sa famille. Si quelqu'un n'a pas de motif ou un but précis dans la vie son existence ne valent rien, c'est comme une voiture sans moteur et sans le moteur la voiture n'a pas d'énergie et peut pas marche encore moins ce n'est pas une voiture pour qu'il soit une il doit avoir un moteur et il en est ainsi de même pour vous, Jean Paul Sartre a dit : "l'homme qui ne penses pas est un animal dépravés" ce qui veut dire si quelqu'un ne pense pas il sort de l'état humaine et il est devenu un animal mais pas n'importe quel animal mais ceux qui sont dépravés, en outre "l'homme qui ne pense pas et qui ne se motives pas est un mirage "que doit la vie a quelqu'un qui n'as rien demander ou qui n'as rien voulu, quand on parle de la vie, on parle de tous ceux qui permet à l'être d'être envie, l'atmosphère, le soleil, le jour, la nuit, l'oxygène, etc. mais si vous recevrez tout ça et vous ne fait rien avec, vous restez la sans aucune réaction possible cela signifie que vous n'avez pas d'oxygène, pas de membres, pas de corps, que vous n'êtes rien du tout, la vie c'est une lutte sempiternelle, Gustave Le Bon a dit : "la pensée sans action est un vain mirage, l'action sans pensée un vain effort" ce qui veut dire vous ne pouvez pas motiver sans avoir quelque choses en tête une pensée ou une idée sinon c'est un vain effort, parce que la motivation est un moteur qui donne de l'énergie qui suscite le mouvement, ce pendant vos idées sans moteur est nulle et vaine, parce que se sont deux choses consécutives si il y a un interruption le résultat sera vaine, par exemple : vous avez une pensée et vous ne l'appliquer pas, vous restez sans la moindre mouvement après des jours ou des années dépendamment de la grandeur de cette pensée, il finira pas devenu morte consciemment ainsi que, si vous avez beaucoup d'argent ou beaucoup d'opportunité mais vous n'avez pas un plan, un idée, un inspiration quelconque votre richesse et votre talent ou gloire ne vous servez a rien au fil du temps, parce que "l'eau va à la rivière" plus de penser va là où il y a plus de penser, plus d'argent va là où il y a plus de l'argent, plus de mouvement va là où il y a plus de mouvement, plus d'énergie va là où il y a plus d'énergie, alors que vous voulez dans la vie ? Réfléchissez-vous bien et notez-le quelque part, lisez-le chaque jour, et chaque instant de votre vie puis mettez-vous en action, vous voulez être heureux très bien ! Méditez le bonheur dans votre cœur et commencer à faire sourire les autres, aie de la charité, de l'indulgence, de pardon d'autrui, d'humilité, d'amour et le plus emportant c'est déterminer qu'est-ce qu'il vous faut pour être heureux, ce qui signifie ce qui vous manque ou le vide que vous aviez ce qu'il vous faut pour le combler et mettez-vous en action, l'homme est incapable de réussir ce qu'il est incapable d'imaginer, vous pouvez tout faire dans la vie, il suffira de le penser et de se motiver là-dessus pour l'obtenu, la pensée + la motivation=but "avoir une vie facile est but difficile à atteindre" dit : William-Cowper Brann. Pour atteindre tous vos buts dans cette vie il vous faudra la positivité et les moyens de parvenir sera plus simple et rapide, beaucoup de choses semble difficile dans cette vie parce que c'est nous qui le rendrons difficile, on ne veut pas imaginer que cette chose est facile on se met en tête que c'est difficile et plus difficile sera, quelqu'un qui travailles pour quinze miles héros mensuels trouvera que c'est difficile d'avoir un projet de un million héros parce que cela ne monte même pas à son revenu annuel puis sans oublier ses dépenses alors cet personne-là vis limiter de cette somme, ce qui veut dire que dans sa penser il n'as pas cette somme et comme ça il ne peut pas se motiver pour une somme pareil parce que pour lui c'est difficile et pourtant ce n'est pas du tout difficile, c'est parce qu'on croire que ça l'est et ça le devient mais, si quelqu'un ose de faire un projet de ce genre ce n'est pas une personne désespérer et pourtant c'est quelqu'un qui ne se limite pas dans la vie, il y a beaucoup de moyen de trouve de l'argent qu'on en a pas par exemple : le prêt, les marchandise à revendre, vente d'actif, micro-entreprise etc. mettez-vous ça dans la tête, rien n'est impossible il y a toujours un moyen d'y parvenir, il suffit d'y croire et de ce motiver là-dessus et toute est possible, la motivation est une verbe au milles conjugaisons elle est la clef qui suscite tout que ce soit positif ou négatif mais de là vient le dévouement, le mouvement, la moteur, la persévérance, la patience, la ténacité, la détermination etc. soyez motiver pour tout ce qui est emportant pour votre vie ou pour votre bien, ne soyez pas motiver pour ruiner votre vie parce que il y a des décisions que nous prendrons ce sont des décisions destructives qui nous exterminerons bientôt ou tard, motivez-vous pour la joie, motivez-vous pour l'amour, motivez-vous pour le bonheur, motivez-vous pour vos carrières professionnels, pour l'éducation, pour la paix, pour la justice, pour la vie, pour l'éternité, pour la longévité, pour la richesse, pour l'honnêteté, pour le bien de tous, pour la positivité, pour que chaque jour votre vie sera vif et efficace.

Chapitre 4
A la recherche du Bonheur

Le Bonheur c'est l'un des choses le plus rechercher du monde entier, il peut être en plusieurs formes ou de différentes manières parce que ce qui fait la grande différence, c'est que tout le monde ne cherche par la même chose, le bonheur est versatile parce que il n'est pas souvent la joie, le bien ou l'amour de ce qu'on peut imaginer des fois ce qui vous rendrez heureux peuvent ce qui détruisent les autres, ce qui vous comblez dans cette vie peut être le destructeur même, des fois il faut choisir entre toi ou l'autre et même dans la bible qui représente la sainte écriture dit : aimer votre prochain comme sois même, ce qui signifie que vous devez aimer mais à vous d'abord et de l'amour que vous avez pour soi, partage-le de la même manière que vous faites avec soi, puis "charité ordonne commence par soi-même" pourtant beaucoup croire que le bonheur c'est partager, que on ne peut pas être heureux tout seul ou il n'existe pas de bonheur tout seul mais, peut-être que c'est la solitude qui représente le bonheur pour quelqu'un… on ne peut pas toujours faire plaisir aux autres, on ne peut pas attendre que les autres sois satisfaite pour être heureux, la grande question, c'est quoi le bonheur ? Tout le monde pense particulièrement que tuer est mal sans oublier ce que dit la sainte écriture, pour les autorités, les juges et les avocats un meurtre c'est une grande question, que on doit chercher des réponses approprier, des fois le meurtre est la cause d'un légitime défense ou par violence domestique etc. Cependant on a souvent mettre de côté certaine alternative ou certaine vérité inconnu qu'on arrive pas imaginer ou à croire, quelqu'un qui tuer pour être heureux, un tueur-né ça peut être difficile à accepter parce que si vous n'avez jamais vu ou entendre un cas dans ce genre vous aurez du mal à comprendre, un jour, un ami a moi m'as dit : tu sais des fois j'ai envie de tuer beaucoup de personne pour me sentir bien, j'ai répondu quoi : de quoi tu parles, t'es malade tu ne sais que c'est un péché mortel personne a le droit de tuer, il a dit : j'aurai dû être là dans le temps de Adolf Hitler, j'aurai tué beaucoup de monde, ce fut entonnant d'entendre ça, je me demande au fond de moi, est-il misanthrope ? Qu'est-ce qui lui était arrivé pour qu'il termine de haïr tout le monde, je lui ai dit je dois faire attention… il a souri et dire non ! je ne vais pas te tuer, pas toi, je lui ai dit pourquoi pas moi ? Il a répondu parce que tu es mon ami et je n'allais pas tuer ma famille ni mes amis mais beaucoup genre pour me divertir, j'ai dû essayer de le convaincre de ne pas penser ainsi mais c'était sans résultat, il était comme obstiner par tous ses mauvais penser dans la tête. Le bonheur de quelqu'un peut être c'est de voir mourir les autres, ce n'est pas sadique de sa part mais c'est son désir, ce qu'il lui remplir de joie. Ce qui veut dire on ne peut pas prendre le bonheur pour la chose la plus positive du monde entier parce que, le bonheur d'un peut être le malheur d'autre ou des complications des tard d'autres, dans ce cas est-il universel ? Mais non ! dans une famille unie là où le père et la mère fait un seul et les enfants sont unis, font une seul avec leur famille du même devise, même point vue, même croyance, même esprit, dans le respect, l'amour, la tolérance et la crainte de Dieu, on parle du bonheur familial, ce qui veut dire que ce n'est pas toujours universel mais des fois ça concerne tout une génération ou une communauté, Beaucoup disent que le bonheur est charitable cependant beaucoup de genre passe leur vie aux service des autres et à la fin ces gens-là, à qui ils ont secouru ce sont eux qui cause leur perte et leur mort, des fois après avoir été très aimable envers quelqu'un c'est vous qui paient les conséquences et les enjeux, parce que le plus souvent ceux qui sont indulgent sont ceux qui procèdent le moins, par exemple : un jour une amie est venu chez moi pour une courtoise visite j'ai été très honorer de sa visite, je ne savais pas quoi faire pour la faire plaisir ou la recevoir convenablement, le diable était logé dans ma poche et dans ma maison, j'avais que mon diner et l'argent de transport pour me rendre à l'université dans quelque heures après sa visite, que-est-ce que j'aie fait ? C'est de la servir mon diner et de maintenir une conversation très fructueuse et chaleureuse remplir de rire et de réflexion après quand elle s'en va, je lui ai payé son taximètre, elle n'a pas voulu accepter mais j'ai insisté la dessus et en fin elle a accepté, tous ce que je désirais c'était la rendre heureuse et moi aussi… mais je suis resté sans rien manger et je me suis rendu en transport publique qui m'a fait perde beaucoup de temps pour arriver à l'université puis, en retard de trente minute mon professeur ma crie dessus parce qu'il déteste, qu'on lui dérange en plein cour et sans oublier ce que j'ai dû faire pour entrer chez moi après le cour. Si nous regardons le vrai coté l'histoire, il y a deux point important premièrement, est ce qu'elle a été vraiment heureuse ? Deuxièmement, est ce que j'ai été heureuse ? Si nous commençons par elle, peut être quelle a été très ennuyé dans mon humble demeure ou la nourriture ne l'a pas faire plaisir ou satisfaire, peut être qu'elle se sentait gêner par toute mon attention qu'elle n'attendait même pas ou si elle a été à ma place, elle ne ferait jamais ça, des fois vous traitez tellement bien l'autrui, ça se transforme en honte parce que, la personne sait que jamais il va pouvoir vous traitez de la même manière, pour cette raison l'individu en question se sent gêner et fuir tout occasion, pour qu'il ne se trouve jamais à votre place, celle qui reçoive l'inviter, et si nous parlons de moi, en analysant le cas on peut dire que c'était inadmissible de ma part, d'autre peut dire que c'était complètement d'un grande imbécilité de ma part, d'autre peut dire que c'était généreuse de ma part puis d'autre peut dire continuer ainsi c'est une très grande vertu mais tout ça se sont des point vue mais la vérité est, que-est ce que ça représentait pour elle et pour moi ? Toute le monde est à la recherche du bonheur et chacun quelque choses distincts.

1-Le bonheur sentimental

2-Le bonheur matériel

3-Le bonheur spirituel etc.

Le bonheur sentimental

Beaucoup de coupe ou de famille se divisent parce qu'ils sont malheureux, et il n'existe pas de bonheur entre, le bonheur sentimental c'est une joie de vivre qu'on ressent, quand on trouve le vraie amour ou la personne à qui on peut partager la vie sans se plaindre, quand on ressent se sentiment là on peut toucher le soleil sans bruler, on peut aller enfer puis sans se rendre compte, l'enfer devient le paradis, la faim n'existe pas, la mort ne fait pas peur, on peut mourir pour l'être aimer, c'est ce genre de bonheur qui nous faisons ressentir une force aussi fort que nous pouvons soulever les montagnes, anéantir tous les rois, combattre toute les obstacles, vivre tout seul au monde cela ne dérange pas, la famille, les amis peuvent être aller au diable, seul la personne aimer qui importe, la terre peuvent s'effondrer, le ciel peuvent disparaitre cela se change a rien du tout quand quelqu'un trouve le bonheur sentimental il trouve la vie, parce que la vie est extraordinaire, puisque vous êtes malheureux vous ne pouvez pas jouir ou ressentir le bonheur d'être envie "la vie est tous ceux qui est bon et bien la mort n'est rien", "celui qui trouve une femme trouve le bonheur" mais "il y a pas de femme sans homme" c'est ce genre de bonheur qui nous transformons en dieu quand nous commençons à donner la vie a des petits enfants, le bonheur sentimental c'est vivre en respirant pour l'autre, quand tes prières n'a qu'un seul refrain et tes jours n'a qu'un seul sujet, quand tes penses n'a qu'un seul couloir un seul rentrer et d'un seul sortir, cependant beaucoup de personne ont ressenti tout ça pour peu de temps et d'autre pour tout la vie, pourquoi ? C'est la grande question, beaucoup disent que l'amour n'existe pas et d'autre que l'amour ça tue, puis d'autre qui cherche l'amour, et d'autre qui utilise la modernité ou la science pour l'amour et le bonheur, pourquoi ? N'existe-t-il pas le bonheur ? Est-ce que le bonheur est-il inassouvi ? Que ! C'est quelque chose qu'on ne peut réellement satisfaite et c'est pour cela tout le monde le cherche durant toute la vie, en ce simplifient la vie ou en ce compliquant la vie pour en fin être heureux. une jeune femme est marier depuis 35 ans elle avait quinze ans quand elle a été marier parce qu'elle était très amoureuse, elle n'écourtait guère ses parent, elle pouvait aller vivre en plein du désert pour être avec son amoureux, un ans après elle a été tombe enceinte sa famille n'avait pas le choix de le marier et c'était tous qu'elle voulait pendant ce temps que le fiancé avait que 18 ans, vous pouvez imaginer leur vie comment ils seraient à leurs âge et un enfant en chemin mais, tout a été si facile pour eux parce qu'il ont été très amoureux l'un de l'autre, ils ont vécu chaque jour dans le printemps et le labeur pour construire leur famille dans l'amour et dans la patience, ils ont eu quatre enfants puis leurs ont élever et marier dans l'amour et le bonheur jusqu'à trente-cinq ans d'années de mariage, elle s'est réveiller un beau jour ou un horrible jour cela dépend elle, elle décides d'aller au super marcher cependant c'est son mari qui faisait ça durant des années mais, ce jour-là ils sont mis d'accord que le mari fasse autre chose pendant qu'elle fasse la course, c'était plutôt bien pour une famille unie mais, ce jour-là va tout détruire, elle avait cinquante ans mais elle était toujours très séduisante et belle puis, un homme de trente ans beau à se faire craquer lui a frapper en marchant par erreur dans le super marcher et faire tomber ses affaires, il se demande pardon il était très désoler et il a dit comment pourrais-je me faire pardonner d'avoir frappé une si belle femme, puis-je vous invite à prendre un verre ? ne me dit pas non ! dit-il avec un ton très provoquant, elle est restée bouche cousue sans savoir quoi dire en regardent un t'el homme, c'était du genre d'homme qu'on rencontre et qu'on ne doit pas perde, elle ne savait pas ce qu'elle ressent, peut être c'est quelque chose quel a déjà ressentir depuis quel avait quinze ans et que c'était devenu nouvelle pour elle, Elle a été succombé par le charme de cet homme, elle a simplement dit d'accord… puis ils ont partagé les cordonner et faire course ensemble en parlant de tout et rien, l'homme en question venait de divorce depuis de mois et il avait deux enfant, puis quand elle est arrivée chez elle la maison avait l'air plus grande, elle n'arrive pas à trouver tous quelles cherches elle se mis en colère pour rien, elle n'avait jamais remarquer qu'elle avait perdu tout sa vie et sa jeunesse dans cette maison, qu'elle n'a jamais voyager, jamais sortir de ce monde, qu'elle a été pris au piège, que son mari ne l'a rien donner, que son mariage a été une condamnation domesticable, elle commence à penser différemment et à établir ses ides pour voir plus loin de ce qu'elle a vécu, elle s'est persuader que ce n'est pas ce qu'elle avait voulu et ça doit changer le plus vite que possible, après elle a été sortir avec le type du super marcher et maintenir une liaison cachée pendant trois mois sans que son mari se rendre compte de rien, jusqu'au jour qu'elle l'a demandé le divorce, c'était une très grande choc pour la famille leurs enfants n'arrivait pas à comprendre pourquoi maman veut quitter papa après tout ce temps, vous étiez très heureux dit le fils ainé, qu'est-ce-qui c'est passer ? Mais la maman a répondu je suis désoler je vois quelqu'un d'autre depuis trois mois, je ne suis pas heureuse avec ton père il faut que je change d'air et d'horizon, vous être tous des adultes maintenant j'espère que vous comprenez ce que je ressens dit la maman mais, c'était douloureux et incompréhensible vis-à-vis de leurs enfants puis, un mois plus tard elle a été divorcé et libre de vivre sa vie comme elle veut mais cependant elle n'a pas divorcer pour aller se marier avec le type du super marcher non ! Au contraire quelque mois plus tard ils ont rompu, elle se mit à voyager dans des pays tropical de plage en plage, aventure en aventure, elle vit à chaque instant de sa vie comme si c'était la dernière, parce qu'elle a enfin trouver le bonheur, en imaginant bien vous pouvez dire selon vos opinion que c'est une mauvaise femme et mauvaise mère, en outre, que c'est une femme forte qui a donner trente-cinq ans de sa vie pour prendre soin de ses enfants et de son mari alors elle mérite de prendre du recul, du temps pour elle ou elle est égoïste de laisser cet homme qui l'aime tant pour aller se lancer dans des aventures a son âge que c'est n'importe quoi, ou elle ne l'a jamais aimer, pourtant tout ça se sont des opinions mais la vérité c'est, qu'elle a enfin trouver le bonheur qu'elle a tant chercher, ça pourrait vous sembler paradoxal de voir quelqu'un qui a attendu trente-cinq de mariage et quatre enfants avant de trouver la voix du bonheur mais c'est ce qui faire la différence de ce monde parce que, nous ne sommes pas heureux de la même manière, on ne cherche pas le bonheur dans la même voix, et on ne veut pas la même chose, et le bonheur n'est pas toujours positif, des fois il est personnel ou il peut être cruel et sauvage pour certain.

Si on fait une rétrospection sur l'histoire quand elle avait quinze ans vous voyez clairement qu'elle était profondément heureuse alors quand est-ce que le bonheur a disparu ? Est-ce que le bonheur est inassouvi ? Ou est-ce que le bonheur est versatile ?

Le bonheur matériel

Des fois beaucoup de personne ont travaillé tour leur vie pour trouver la fortune et pour augmenter leur chiffre d'affaire puis beaucoup ont réussir et d'autre ont échoué ceux qui sont réussir disent que "l'argent ne fait pas le bonheur" parce que après avoir tout eu ressent toujours une grande vide quelque choses qui manque par exemple :

l'amour, en parlent d'amour c'est une paramètre qui peut ouvrir sur plusieurs forme et en plusieurs indice tel que : une femme, un enfant, une mère, un père puis la sante etc. il se rend compte que toute leur vie a été l'hiver et si sombre, qui l'ont pas pu voir claire la beauté de la nature et l'amour parce que a force de cherche ils ont oublié de prendre ce qui sont les plus important de leur vie, cependant se qui sont échouer disent qu'ils mènent une vie de chien parce que un homme qui ne peut pas donner la nourriture a sa famille ne mérite pas de l'avoir. Le plus souvent les personnes qui ont une famille et un revenu modeste qui vit en paix et avec beaucoup d'amour devrait être heureux mais non ! Ils mènent une vie lamentablement préoccupante du bien matériel tant-dis-que ce qui sont matériellement riche des fois pouvait tout donner seulement pour vivre quelque jours de plus, parce qu'ils n'ont pas de la sante et d'autre qui sont solitaire ferme dans son monde qui ne sait pas comment trouver le bonheur, après avoir eu tout ce que quelqu'un en a besoin. Un jeune homme qui vient d'une famille modeste raconte quand il était plus jeune il avait qu'une seule pair de chaussure pour une année scolaire, sa famille lui disait de prendre soin de ses chaussures pour ne pas l'abimer, de ne pas jouer au football avec ses chaussures, il était très anxieux d'avoir un autre pair de chaussure mais, personne ne lui a fait aucun cadeau ni de son anniversaire ni de noël, un jour il a dit quand je serai grand j'achèterai beaucoup de chaussures, c'était un rêve d'adolescent mais qui devient réalité parce que il a bien réussir sa vie et il était devenu un collectionneur de chaussure pourtant il n'était pas heureux, dans son placard il avait plus d'une centaine de variété de marque diffèrent cependant il disait qu'il aime pas ses chaussures parce qu'ils sont trop grande, que les chaussures les plus élégants sont les petits, il a dit, je devrais être heureux d'avoir eu tant de chaussure aujourd'hui car c'était mon rêve le plus fou dès ma jeunesse cependant je ne le suis pas parce que maintenant ce n'est pas les chaussures sinon mes pieds qui sont trop gros. On se demande pourquoi ? Les hommes se fait-ils autant pour le bien matériel puis enfin ils ne se contentent jamais, est-il impossible d'avoir le bonheur matériel ? les pauvres voulaient vivre comme les riches en s'imagine comment est la vie dans le luxe parce que ça semble merveilleux et beau pendant ce temps les riches se demande comment survivre les pauvres aux problèmes parce que eux qui sont riches sont remplir de problème, de conflit, et des dettes surcharges etc. on dit que "l'argent ne fait pas le bonheur" tant-dis-que passer un jour sans argent c'est frustrant et terrible surtout si ce jour-là vous avez eu de grand besoin, c'est comme si vous passez une nuit d'emprisonnement sans être coupable. Une jeune femme qui depuis a l'âge de cinq ans sa famille découvre qu'elle chante réellement bien, comme vous savez qu'il n'y pas d'enfant prodige mais que des parents soucieux et attentionner. Sa famille lui a supporté dans toutes les décisions qu'il faut prend vis-à-vis des media et la production etc. pour qu'elle puisse devenu une vrai chanteuse, ça n'a pas été facile comme pour toute les gens qui s'initier dans ce domaine mais elle a bien réussir parce que a de très jeune âge elle a été déjà reconnu depuis a douze ans, c'était une parfait succès pour sa famille, elle a chanté pour toute les circonstances, des chansons d'amour, de joie, de pleur, et d'espoir etc. elle a eu beaucoup de succès dans la musique puis elle était aussi une modèle parce que non seulement elle était belle mais aussi d'un corps parfait ce sont les types de femme qui brillent comme le soleil et belle comme une rose-rouge, une femme quand elle sourire réveil les morts et les vivant, une femme qui ne vaut ni de l'or et ni de diamant mais qui vaut toute une vie pour l'aimer, la regarder, l'adore etc. elle était adorer par le publique comme étant chanteuse et aussi comme étant que femme belle et précieuse, elle a été d'une famille riche et elle a fait une grande carrière dans la musique, la mode, et dans la cinématographie tout a été merveilleux pour elle, jusqu'au jour où elle s'est suicider sans laisser aucune lettre d'adieu à personne, c'était une catastrophe quand l'information a été sorti par les media que elle a été l'auteur de sa propre mort, toute le monde se demandait mais pourquoi ? Pourquoi ? Pourquoi ? C'était la grande question mais la réponse était injoignable, parce que c'était inadmissible on se demande qu'est-ce qu'elle pourrait bien eu avoir ? Pour prendre une telle décision, personne ne pouvait pas comprendre une chose pareil mais c'était tout simplement que elle n'était pas heureuse malgré tous ceux quelle possède et les admirateurs quelle puisse avoir elle était malheureuse et confuse. Cela signifie que l'argent, la fortune, la gloire, la beauté etc. ne suffit pas pour rendre l'homme heureux, en outre la pauvreté, la misère, la laideur, l'humiliation ne rend pas l'homme heureux non plus alors, qu'est-ce qui ? Ou qu'est-ce-que ? Qui puisse rendre définitivement l'homme heureux parce que depuis la création du monde les hommes recherchent le bonheur mais quand ils le trouvent il finir toujours pas les perdent et recommencer à nouveau, d'une recherche qui n'a jamais eu de fin, des fois il pouvait même donner son âme pour la conquérir, si ceux qui procèdent tout n'est pas heureux et ceux qui n'ont rien n'est heureux il y a quelque choses qui cloche ou il y a une confusion, est-ce que le bonheur est un mirage ?

Le bonheur spirituel

Le jour où Dieu nous a envoyé son fils jésus mourir sur le bois du calvaire pour sauver l'humanité de ses péché depuis après ce jour-là le christ nous a laissé un héritage très précieux qui est le saint esprit, pour nous guider à trouver le bonheur spirituel, le bonheur c'est quoi ? C'est un bien-être, c'est la joie, la vie et l'allégresse spirituel d'une personne en christ, le bonheur spirituel a pour but de renforcer la foi et d'unir les chrétiens en christ parce que si nous adorons un seul Dieu, nous avons les mêmes devises, la même foi, les mêmes misions, nous prions pour la même cause, même esprit, et nous avons la même espérance qui la vie éternel en christ le fils de Dieu. Cependant ce n'est pas le cas, le peuple de Dieu est tellement diviser spirituellement on dirait qu'il ne prie pas le même Dieu et que chacun a son petit dieu dans son église quelconque, après que le christ nous a donner le saint esprit, avant de monter au ciel il a dit : je bâtirai mon église… c'est très important cette phrase on droit se tenir compte, il a dit mon église ce qui signifie un seul église, premièrement ce n'est pas plusieurs église mais un seul et surtout c'est son église, deuxièmement l'église ce n'est pas le temple ou le tabernacle mais c'est nous l'église quand nous avons le cœur remplir d'amour et notre esprit unis avec le saint esprit de Dieu. Il n'y a pas de bonheur dans la division, avec les multitudes de religion et la division qu'il y a entre eux le peuple de Dieu dans le monde, comment peut-on avoir le bonheur spirituel ? Il y a beaucoup de nation et beaucoup de différente culture, la culture a une très grande influence sur la personnalité des hommes, deux personnes de deux cultures différents sont comme deux mondes différents surtout si il ne peut se comprendre linguistiquement, c'est comme si ils n'ont pas les mêmes organes, le même esprit puis si chacun a sa culture et sa manière de voie la vie et l'évangile de Dieu, cela nous divise et nous éloignons du bonheur que devrions ressentir spirituellement et mutuellement, prenons l'exemple que les l'églises du monde représentés les six voyelles, que l'église (A) est diffèrent de l'église(e) et le(e) ne se lies pas avec le (I) tant dis que le (O) ne s'entendre pas avec ni l'un ni l'autre et le (U) disent qu'il est le meilleur parmi tous les autres, puis (y) qui ne veut rien dire dur tout mais qui garde son opposition sur toute etc. Quel conflit tous ceux qui nous séparent dans ce monde c'est la spiritualité que ce soit sur le plan religieux ou scientifique, pour toute la connaissance que procède l'homme ils s'éloignent de l'un a l'autre, parce que leurs différences s'agrandir de jour en jour, l'homme est devenu si mesquin et vil, il ne se comprend pas, comment trouvons nous le bonheur ? Pour trouver le bonheur il nous faut du partage, de la patient, de la tolérance l'un envers les l'autres, d'humilité d'esprit, l'homme est la recherche du bonheur spirituel tant dis que il n'a pas de sagesse, si quelqu'un n'a pas de sagesse comment il va comprendre le secret du bonheur, tout au long de ce chapitre nous avons parlé du bonheur et beaucoup de question ont été posé la dessus mais sans aucune réponse possible, quiconque veut trouver le bonheur il lui faut trois choses très important.

1-La connaissance de l'existante de Dieu
2-La craintive de Dieu
3-La volonté d'être heureux

Quand je parle de la connaissance de Dieu, je ne parle pas de la religion ni d'une personne religieuse mais d'une personne qui s'est qu'il a été créée par Dieu et qu'il vit et qu'il règne dans le siècle et des siècles etc.

Quand je parle de la craintive de Dieu c'est d'avoir seulement Dieu pour maitre et supérieur et de ne jamais incliner devant personne que lui, quelques soit la situation et d'avoir seulement lui comme modèle à suivre…

Depuis la création Dieu nous a octroyé le pouvoir de choisir et la volonté, le libre arbitre, ce qui veut dire il y a des choses que Dieu ne peuvent pas faire si nous n'avons pas la volonté de le faire, il ne peut décider pour vous, vous êtes la seule à choisir, si vous voulez être heureux décide aujourd'hui même et vous serez heureux chaque jour jusqu'à l'éternité, riche ou pauvre, dans la gloire ou dans l'humiliation, parce que le bonheur dépend de vous et de vous seule, soyez heureux en utilisant ses trois principes et trouver le bonheur que vous recherchiez, le bonheur c'est une volonté avec des paramètres psychique viser.

Chapitre 5
Penser et devient riche

La pensée est un moteur de courant magnétique qui propage de l'énergie et qui attire la matière, ce qui veut dire si vous avez une pensée positive ça peut attirer la réalité, ou devenu réel, comme il est écrire dans le chapitre précèdent que la pensée est le résume de tout la vie d'une personne, il suffit de la conserver au propre parce que tout le monde pense chaque jours mais tout le monde ne réalise pas leur rêve et tous les penses ne sont pas positif ou du moins ils ne sont pas conserver au propre, conserver au propre une pensée c'est de le garder, d'y croire et ayant la foi que même si vous ne savez pas comment vous allez faire mais vous allez trouver ce que vous désirez ou ce que vous espérez depuis longtemps, parce que la pensée a une pouvoir mystérieuse sur les fait et la matière, comme vous imaginerez votre vie, ainsi vous serez, s's vous méditez et croire en vos intuitions, dans ce chapitre nous allons parler de la richesse, que signifie être riche ? Quand vous voyez la richesse, vous voyez l'abondance, être riche comme crésus ! Même si la richesse n'est pas seulement une question d'argent et de bien matériel des fois il consiste : de l'amour, la sante, l'intelligence etc. penser et devient riche c'est une tâche très grande et consciencieuse parce que quiconque veut devenu riche ou avoir quelconque richesse doivent se tenir compte de toute les détails suivant exemple :

1-Avoir un but
2-Une mentalité positive
3-La motivation
4-Le temps
5-L'argent
6-Un travail
7-D'être économe etc.

1-Un homme sans but est un homme psychiquement mort pratiquement inactif dans la vie il faut avoir un but ou une raison de respirer à quoi ça sert la vie sans un but, c'est comme une voiture sans moteur, un discourt sans orateur, un corps sans âme, celui qui n'a pas un but dans la vie ne mérite pas d'avoir la vie, beaucoup de personne se suicide parce que ce sont des gens qui n'ont pas de but ni de raison de vivre, c'est désespérant et terrible vivre pour vivre, "la vie est une grande parce que" et quand une personne n'arrive pas à déterminer le pourquoi de sa vie, tout deviens sans importance pour lui, si votre but dans la vie c'est d'être riche alors pensez-le positivement et mettez-vous au travail pour l'atteindre, quoique ce soit le labeur il vous faut un plan-action, des règles à suivre, des disciplines a adaptés etc.

2-Une personne qui possède une mentalité positive est une personne qui voit toujours les bons cotées des choses, avoir un esprit positif c'est rejeter tous les actions pessimistes et adaptes la foi, la certitude, l'optimiste et la bravoure etc. avoir une mentalité positive c'est d'oublier l'existence du mal, l'échec, la négativité, la honte, l'humiliation, c'est vivre avec certitude que tout se passera bien peu importe le problème ou la situation qui se présenter, avoir une pensée positive c'est lutter contre la mort et contre vous de la faiblesse, c'est chercher la vie et l'immortalité, avoir une pensée positive c'est pratiquer le bien et ignorant le mal dans toute son envergure, si vous voulez devenir riche sur quelques soit les formes il faut avoir une mentalité positive et productivement constant.

3-Comme vous avez vu dans le chapitre précèdent que la motivation est la nourriture de la pensée, parce que si vous avez pensé à quelques choses sans motivation après quelques heures vous allez oublier ce que vous avez pensé cependant si vous avez une penser et vous vous motiviez l'a dessus la pense ne vas pas mourir au contraire il grandira parce que la motivation est la nourriture, un stimulant pour la pensée puis il agit simultanément, non seulement elle nourrit la pensée en même temps il suscite la réaction adéquate pour que la pense soit réel et idéaliser. Dans ce cas peu importe le type de richesse que vous cherchiez si vous n'êtes pas motivez, il est impossible que vos rêve se réalise parce que, le moteur de toute action et de toute réaction c'est la motivation, elle est une grande parce que. C'est parce que vous m'avez offensé que je vais vous vengez, c'est parce que je suis pauvre que je veux devenir riche, pensez et devient riche c'est motivez-vous vers la richesse, accumuler les caractères nécessaires pour attirer vers vous la richesse.

4-Les américains disent que le temps est de l'argent, ce n'est pas sans raison et si vous voulez avoir de l'argent, vous ne pouvez pas sans le temps, il est obligation d'avoir du temps pour planifier votre vie en émettant un plan-action cependant, il ne faut pas vous abusiez de vos temps, pour progresser il vous faut du temps, tant-dis que, ne dit pas que j'ai vingt ans j'aurai le temps, ce que vous êtes incapable de faire a vingt ans vous serez incapable de le faire a soixante ans, même si, il ne faut pas oublier que, il vous faudra du temps pour réussir et la patience ; la patience est une vertu. Beaucoup de personne s'initier dans la lutte de la vie "parce que la vie est une lutte sempiternelle" mais ils n'ont pas de patience ils abandonnent a mis chemin, parce qu'ils trouvent que c'est beaucoup trop de temps, tous ceux que vous pouvez faire aujourd'hui faite le n'attend pas à demain, il faut toujours profiter de toutes les opportunités que vous offrez la vie cependant, si il faut attendre n'abandonne jamais soit patient et prenez tout votre temps pour réaliser vos rêves, il a des but ou des penses ou des rêves que vous aviez qui ont besoin beaucoup temps, imager un enfant a l'âge de huit ans par exemple : dit à son père que il veut devenir médecin, c'est une pensée un choix qui résume beaucoup de temps et de travail, si cet enfant-là ne s'accumule pas les caractères adéquates à suivre et les règles qui correspond a la médecine, il peut arriver que a quinze ans, il est devenu un chanteur parce que avec le temps il peut oublier ses rêves et ses vœux, cela signifie que le temps des fois nous éloignons de nos rêves de nos pensées positives, c'est pour cette raison il faut utiliser le temps de manière positive, si vous voulez quelconque richesse il faut appliquer ses formules suivant et aucun deux marche tout seul, penser et devient riche c'est activer la pensée positive, c'est la loi d'attraction vous pensez à la richesse et vous serez riche mais, cela résume des tard de choses et des tard de pointe à éclaircir et du travail faire, tel est votre vœux tel est votre vie. Si vous vous voulez être malheureux ainsi soit-il personne ne peut changer votre destin, vous avez la clef de votre destin penser à ce que vous voulez méditez-le ! et mettez-vous au travail, comportez-vous comme si vous avez déjà eu ce que voulez, imagine le ! comme si il existe déjà et vous verrez le résultat.

5-L'eau va à la rivière, l'argent va au riche. Vous savez pourquoi c'est parce que la rivière n'as pas peur de l'eau, la rivière attire l'eau, la rivière et l'eau se connectent, les riches n'as pas peur de l'argent, les riches au contraire fais tout ce qui attire l'argent, ils dorent avec de l'argent, ils pensent avec de l'argent ils respirent de l'argent et plus ils ont de l'argent, si vous voulez être riche monétairement il faut adopte des conduites adéquate pour y arriver par exemple : psychologiquement il faut être riche ce qui veut dire avoir une pensée productivement riche, il faut être positif n'ayez pas peur de l'argent, il ne faut pas dépenser mal l'argent mais il faut l'investir etc. il y a trois moyens d'avoir de l'argent.

1-héritier de l'argent

2-travailler pour avoir de l'argent

3-emprunter de l'argent

penser et devient riche c'est tenir compte de ce que vous avez besoin et décider de la rechercher avec toute votre force en suivant tous les principes requissent.

6-Le travail c'est la liberté, le travail ça stimule le progrès et ça active l'esprit quelqu'un qui travail c'est quelqu'un qui est actif, qui est connecter qui dégage de l'énergie supérieur que si il était resté sans rien faire, le travail rend libre ce n'est parce que le travail nous enlèverons nos devoir nos taches, nos obligations au contraire quand quelqu'un travail, il a des choses à faire du pain sur la planche mais, le travail nous rendons libre parce que quand nous travaillons nous retirons nos esprit de la prison négative et on devient libre de penser, de réagir, de nous motiver, d'avoir un but etc. parce que plus que vous avez des choses à faire plus vous avez des penser, plus vous avez des préoccupations plus vous trouveriez des solutions cependant plus vous avez rien à faire plus vous seriez inactif, plus vous seriez inutile, quelqu'un qui passe dix ans de travail dans la corvée aura un statut psychologique et sanitaire plus solide que quelqu'un qui passe un décennie à dormir sans rien faire ni pour sa vie ni pour son entourage. Penser et devient riche c'est travail pour avoir la richesse que vous désiriez, quand nous parlons de travailler cela ne signifie pas travail pour gagner de l'argent seulement mais c'est travail pour obtenir tout ce que vous voulez dans cette vie, la richesse, la gloire, la sante etc. il suffit seulement de vous mettiez au travail et vous verrez que tous ceux que vous voulez dans cette vie est possible, rien est impossible, vouloir c'est pouvoir, travailler c'est l'espoir, c'est l'espérance, c'est l'avenir, un agriculteur qui semait un grain de maïs garde l'espoir d'avoir un épi de maïs en récoltant mais si il n'a pas travailler pour la saison il ne peut rien espérer, on récolte ce qu'on a semer. Si vous semez le vent vous récolterez la tempête. On parle de travail mais il ne faut pas oublier que il faut bien travailler, l'ouvrier qui travail mérite son salaire et ceux qui ne travaillent pas bien ne mérite pas de salaire, ni ceux qui s'achèvent pas leurs travaux non plus, travailler c'est l'espoir Ss vous terminez bien votre travail et vous auriez votre récompense, si vous avez un quelconque but pensez-le ! et que votre penser sois réaliser en appliquant les bonnes manières adéquates.

7-L'économie est baser sur les activités des ressources humaines sans vouloir approfondir c'est la science applique aux activités de production de la gestion, des dépenses, d'épargne et de la modération etc. d'être économe c'est dépenser avec mesure, si vous voulez être riche il ne faut pas abuser de votre bien, c'est pour cela que l'eau va à rivière. La rivière ne rejette pas l'eau, la rivière conserve l'eau et plus il y en a de l'eau, la rivière est une collectionneuse, il y a des rivières qui ont de contact direct avec de nappe souterraine et il arrive qu'elles se débordent, sans parler des désastre causer… penser et devient riche c'est d'être économe financièrement, dépense avec mesure, investir vos biens, et collectionner vos intérêts, il y a pas de richesse dans le gaspillage, c'est pour cela que les riches deviennent toujours plus riche tant-dis-que les pauvres deviennent chaque jours plus pauvres, ce n'est pas une condamnation mais c'est statistique, les riches possèdent beaucoup ils travaillent beaucoup et dépenser occasionnellement cependant les pauvres possèdent moins, ils travaillent moins et le plus pire ils se contentent de moins et dépenser émotionnellement. Etre économe philosophiquement c'est être optimiste, c'est la positivité, c'est l'avenir, c'est quelqu'un qui a le bon sens et une personne qui veut vivre, si une personne n'as pas de but dans sa vie, la vie n'as pas de compte à lui rendre, la plupart des gens disent demain fera sa part, il mange tout, il boit tout, il achète tout d'un seul coup, vous savez pourquoi ? c'est parce qu'ils sont négatives, ils ne croient pas dans l'avenir, ils pensent que la vie résume en un seul jour il faut vivre le moment opportun et demain n'existe pas mais, n'oublier pas la loi d'attraction comme vous pensez votre avenir ainsi soit-il, si vous avez un millions de héros vous pensez tout gaspiller en seul jour parce que vous disiez que je peux mourir demain attention ! l'énergie de la vie peut vous faite cette faveur. Cependant ! Sans oublier qu'il y a des moments dans la vie il faut le vivre sans penser à demain… d'être économe dogmatiquement c'est croire en Dieu, croire en l'existence, c'est l'espoir c'est être un existentialiste, si vous mangez tout ce que vous avez demain vous mourez de faim et vous serez responsable alors il faut économiser pour l'avenir, en économie si vous mangez en pensant à demain vous êtes déjà très faim et vous êtes pauvre, quand vous avez peu de nourriture dans votre maison vous avez toujours un faim de lourd, cependant si vous avez tout dans votre maison il arrive que vous n'allez pas avoir envie manger, parce que c'est psychologique tout est dans la pensée, la pauvreté, la faim, la mort, la gloire, la richesse, la vie, le bonheur etc. par exemple : si vous avez un pairs de chaussures puis vous le laissez dans la pluie vous ne prenez pas soin, il va déchirer puis vous allez en acheter un autre, combien de chaussure avez-vous ? la réponse est un seul pairs de chaussures cependant, si vous avez un pairs de chaussures vous prenez bien soin les nettoyer à temps en les cirent et le garder dans un endroit sec puis vous achetez un autre, combien de chaussure avez-vous ? la réponse est deux pairs chaussures, il y a pas de progrès pour ce qui gaspille, le "gaspillage est un péché" le hasard est pour ceux qui n'ont pas de pouvoir sur son destin, la vie c'est un programme que vous rédigez vous-même, si vous commettez une erreur vous paierez votre erreur vous-même, quel que soit ce vous voulez penser-le, devient-le.

Chapitre 6
Une vie, un rêve, une personne

Il arrive beaucoup des fois qu'on se trompe de soi et d'autrui, se tromper de soi c'est perdre le pouvoir sur soi, c'est incapable de vous distinguer des autres, c'est la désorientation de soi après avoir pris tant de décision de non-retour qui change complètement vos rêve, votre vie etc. se tromper des autres c'est sous-estimer, l'ignorance, l'injustice, l'humiliation, culpabilisation vis-à-vis des autres par son mode de vie ou par sa descendance et sa race etc. cela arrive pourquoi ? Parce qu'on regarder souvent le côté négatif des choses, quand nous rencontrons une personne nous nous présentons a lui en espèrent qu'il soit un médecin, un avocat etc. pour pourvoir le respecter adéquatement ou pour pourvoir l'ignorer ou le sous-estimer ou culpabiliser adéquatement parce que nous pensons que pour être une personne il faudra avoir un titre quelconque c'est vraie mais, il ne faut pas oublier que nous sommes des prodiges, qui mérite d'être aimé, chouchouter, respecter, encadrer étant que l'être. Depuis la création du monde l'homme a été un œuvre unique chaque personne qui existe est une victoire, dès la fécondation humaine l'homme représente une victoire, une grande réussite d'une grande tâche, vous êtes le gagnant ou la gagnante c'est pour cela que vous êtes là, vous êtes merveilleux, chaque personne vaut plus qu'un mine d'or et ou de diamant imagine si vous êtes éduquer, vous seriez immortel, "si l'argent rend l'homme riche l'éducation lui fait seigneur" vous êtes la plus grande création, vous êtes la plus extraordinaire de ce monde même si votre vie vous semblez obscure pleine de défi, penser productivement et vous verrez le résultat final, souvent il y a des situations qui se présente mais ce n'était pas ce que l'on n'attendait, même si des fois c'est le fruit de notre semence de notre acte mais nous nous imaginons pas exactement la grandeur de la suite, la vie c'est lutte sempiternelle, la vie c'est respirer et tant que vous respirez il faut lutter contre le mal et vous battez pour le bien, le succès, l'amour, le progrès etc. une vie, un rêve, une personne c'est le haut et le bas, c'est l'apparence et la réalité, ce que pense une personne est un mystère et ce qu'on pense de lui est un injure, souvent on ignore vraiment la vérité mais on juge sans savoir par nos propre arguments, il est important qu'une personne vivre en accommodant sa vie avec son rêve, parce que quand votre vie est diffèrent que vos rêve il y a toujours de la tristesse, la culpabilité et de regret, la charité ordonne commence par soi-même, vous ne pouvez pas vivre pour faire plaisir aux autres en oubliant vos rêves, vos souhaits etc. ne prend pas de décisions qui faire plaisir aux autres et qui bascule vos rêves et votre personnalité on juge toujours les personne par son type de vie qui est arbitraire parce que ce n'est pas toujours le cas, tous qui brillent n'est pas du diamant. On n'attend jamais une parole de morale dans la bouche d'un fou mais dans la bouche d'un savant. Parce que les fous n'ont rien à dire avec son crâne brulé mais est-ce toujours le cas ? Je connais une femme elle était riche et non seulement riche elle avait de la classe dans son style de vie quotidienne et vestimentaire, je ne sais pas que-est-ce qui c'est passer réellement dans sa vie mais elle devenu folle, comme souvent on voit quelqu'un qui possède tout et on pense qu'ils ont tout pourtant non ! Elle avait perdu toute sa tête, elle ne se baigne plus et ne change plus, elle reste avec une seule robe et un sacre a main et elle se maquille, elle marche avec son pied allonger doucement comme si elle entrain de défiler, elle est restée avec son style et son glamour même si son odeur était terrible, sa famille ont faire tous qui était dans leur pouvoir pour la traiter mais c'était impossible puis le temps passe plus elle se dégénérait et personne était pas capable de vivre au près d'elle pour son odeur et sa folie, elle avait cinq enfants trois d'entre vivait dans des pays étranger, les deux autres qui vivait avec elle, a été obliger de partir loin d'elle, elle est restée toute seule dans sa grande maison, là où elle vivait c'était impasse prive qui n'avait de sortir dont tout le monde se connait et tout le monde la supporte et la donnée à manger, un jour j'avais eu beaucoup de problèmes avec ma famille des disputes et j'ai passé une nuit blanche le lendemain martin je me suis réveiller plus tôt de que d'habitude a cinq heures pour aller au gym en sortant de la portail j'étais tellement triste je me suis mise à pleurer je ne savais pas quoi faire, j'avais envie d'abandonner cette maison mais je n'avais nulle part où aller et j'étais en train de me jeter toute les sort, puis cette femme est sortir de chez elle, il faisait noir elle m'a dit avec une voie sombre et tendre, tu pleures pourquoi ? Je me suis resté sans rien dire, elle m'a dit tu ne dois pas pleurer même si tu as un problème demain tout se passera bien sois forte, elle était en train de me réconforter comme une vraie mère, j'étais étonner et elle m'avait remonté le moral mais elle est bien folle pourtant ce qui était sortir de sa bouche n'était pas de la folie mais plutôt de la sagesse ce qui veut dire on est jamais bien placer pour juger les autres, la justice c'est Dieu qui l'a créé et Dieu seule qui est le vraie juge parce que lui seule qui peut sonder le cœur et la pensée des autres, une vie est page blanche dont on peut écrire avec crayon ou avec plume mais n'oublie jamais que avec les crayons on peut effacer mais avec la plume on ne peut pas effacer, même si on utilise de liquide correcteur mais l'espace resterait endommager et il arrive toujours que le temps est court qu'on a pas de temps pour recopier, votre feuille restera toute sal et le professeur ne peut pas vous donnez une bonne note, même si vous répondiez a tous les questions parce qu'ils y a trop de rature trop d'erreur qui réduire votre perfection. Cet ainsi quand nous écrivons nos actions, nos penses, nos influences de notre vie faisons-le avec crayon afin de pouvoir effacer l'erreur, faisons-le avec crayon c'est faisons-le avec amour, humilité, honnêteté, patience, respect etc. sinon tout cette dommage risquerait de détruire nos rêves, nos personnalité, quand nous étions des petits enfants à l'école on nous apprenons à écrire avec un crayon parce que nous ne savons pas écrire correctement, nous étions des novices, nous étions des innocents mais, quand nous deviendrons plus grand nous écrivons avec des plumes etc. parce que nous sommes certain de ce que nous faisons maintenant, nous ne sommes pas des innocents, nous sommes bien en but de ce que nous faisons, c'est pour cette raison la vie nous rendons toujours compte de nos actes, de nos faiblesses, de nos peur, de nos rêves, etc. souvent nous pensons qu'on a tout le contrôle que toute est claire devant nous, nous pouvons franchir et c'est là qu'on se rendre compte que toute était opaque et qu'on avait pas la moins idée de l'envergure de la situation, c'est pour cela il faut toujours demander l'aide à Dieu si la situation nous dépasse, il faut demander conseille a ceux qui ont plus d'expériences, parce que les décisions que vous preniez ne va pas seulement vous affectez mais ça affectera aussi votre entourage, ne vous estimez pas trop grand pour apprendre, vous pouvez apprendre de n'importe qui a n'importe quel âge, un homme de soixante-dix ans peut apprendre d'un enfant de sept ans, "la valeur n'attend point le nombre des années", il faut écouter quand c'est nécessaire, il faut réfléchir avant d'agir c'est la loi de la vie, si vous ne réfléchissez pas vous serez sujet à l'erreur et la confusion, souvent on jette la faute à la vie ou notre parent ou du moins au destin, disant c'est le destin, la vie est injuste, c'est parce que je n'avais pas de mère ou pas de père, ou ma famille était désorienter etc. prenons le cas que c'est la vie qui est injuste, c'est quoi la vie ? A mon avis la vie c'est respirer et c'est un programme et dans le contenir de ce programme il y a le jour, la nuit, l'air, l'oxygène etc. mais c'est vous qui met les donnes nécessaire pour programmer le fonction de ce programme a votre grés, par exemple un programme de vidéo est un programme de vidéo mais c'est vous qui décide quel type de vidéo que vous allez enregistrer, la vie peut vous réserviez de surprise mais c'est vous qui prendra les décisions et vous êtes la seule responsable de tout ce qui vous arrivez, d'une manière ou d'une autre, si vous preniez le temps de réfléchir vous trouverez le coupable, la vie n'est pas injuste même si vous vous levez un bon martin très joyeux pour aller travailler et quand vous mettez votre chaussette vous ne pensez pas comment sera votre journée pourtant plus tard vous perdrez quelqu'un qui vous étiez cher ou on vous a mis en prison ou quelque choses de dramatique vous êtes arrivé et alors vous commencez à dire qu'est-ce que je fais pour mériter tout ça ? Que, c'est la vie, c'est comme si la vie est une personnage tordu qui est responsable de toute les complications mais non ! La vie c'est un cadeau de Dieu, Dieu nous a donnes un cœur, corps, âme et esprit nous devons dire merci à chaque souffle de respiration, l'effet de respirer c'est un travail colossal que les scientifiques ne peuvent pas comprendre et les médecins ne comprend rien de ce phénomène c'est divin, loue Dieu pour la vie, la vie n'y est pour rien de votre souffrance mais ce sont les résultats de toute vos décisions inappropriés qui change votre vie, votre personne et votre rêve, si vous prenez le temps de réfléchir vous trouverez le coupable, prenons le cas de ceux qui disent tous ce qui m'arrive c'est à cause de ma mère ou mon père qui était toujours absent ou c'était des alcooliques ils m'ont donné de faux exemple etc. ce sont des histoire mais la réalité c'est quoi ? Ce qui est réel c'est deux choses premièrement : "honore ton père et ta mère afin que tu sois heureux et que tu vives longtemps sur la terre" deuxièmement : si vos parents n'est pas un model éloignez-vous deux en continuent de les respectes pour ce quels sont pour vous puisque c'est grâce eux que vous êtes là. Les enfants ne souffrent pas éternellement à cause de leurs parents au contraire ceux qui n'ont jamais eu d'attention familial précoce sont les plus dévoue et les plus forte demain. c'est très important la famille dans la vie une personne, un enfant espérait tout de sa famille, si c'est un garçon pour lui son père est le plus fort et le plus intelligent, c'est un roi cependant si vous le laisser découvrir que ce n'est pas vraie, que ce n'est pas le cas, il va être déçu et le respect qu'il avait pour vous diminuera ou même disparaitra, c'est pour cela que les enfants manque de respect à leur parent, c'est parce que la confiance a disparu l'enfant est confondu, il arrive qu'il trouve que, il y a plus à offrir à sa famille, que sa famille a lui, si c'est une fille elle espérait que sa mère soit la plus belle femme au monde pour qu'elle puise dire je ressemble a mère, elle espérait que sa mère soit très heureuse aie une vie stable avec son père mais si elle se rend compte que sa mère est malheureuse qu'elle pleure chaque jour et se faire rejeter par tout le monde, que pensera-t-elle ? Que la vie ce résume a ça qu'il y a pas d'amour, pas de joie etc. "Ce qui sont déçu sont ceux qui attend tous des autres et ceux qui attend tous des autres sont ceux qui ont des ennemis" soit sage et respecter votre famille et prenez votre vie en main, si vous n'avez pas de mère cherche une tante, une amie ou quelqu'un mais n'oublie jamais de vivre votre vie. Pour ceux qui disent que c'est le destin mais c'est quoi le destin ? Le destin est le résumé de toute tes actions, ce n'est pas une condamnation ni un mauvais sort qu'on jette sur nous c'est tout simplement, on récolte ce qu'on a semé, si vous semez le vent vous récolterez la tempête, par exemple : si vous passez des nuit blanche alors vous êtes destiner a être épuiser dans les jours avenir, c'est ça la loi d'attraction c'est vous qui attire tout sur vous, la joie, la vie, et même la mort, il y a deux groupe de personne, il y a un groupe qui croit que le destin c'est comme un écrit, un programme spécifique, que on a pas besoin de faire des efforts parce que tout est là, on est né riche comme on est né pauvre, c'est comme si le destin peut faire ce qu'il veut avec nous, il peut nous transformer selon son propre gré et on n'y peut rien, par exemple : le destin peut nous faire devenir un assassin ou un voleur et on n'y peut rien parce que c'est le destin, alors si c'est comme ça la bible est fausse, le libre arbitre n'existe pas, parce que si Dieu voulait que tout le monde soit juste il le ferait mais il ne l'a pas faire parce que il veut que tout le monde indistinctement soit libre de choisir et décider librement de écrit son propre destin, ne laisse jamais personne vous privez de votre liberté, mais il ne faut pas abuser de votre liberté. Il y a un autre groupe qui croit qu'on est maitre de notre destin, c'est vraie, et nous pouvons modifier notre destin, à mon avis si on se modifie notre vie sincèrement ou on peut dire repentir de nos actes, notre destin se modifiera, parce que, c'est quoi le destin ? C'est le résume, c'est la suite de nos actes qui débouché a l'avenir a quelque choses de joyeux ou catastrophique, pour connaitre le futur il faut regarder le passer et le présent, si le passer est identique au présent le futur sera une combinaison du passe et le présent qui sera typique de son personnalité mais si le passer est différent qu'au présent, le futur sera diffèrent par exemple : quelqu'un qui était mauvais dans le passe après qui commence à changer dans le présent peut-être à cause d'un ami ou de la religion ou de l'humilité etc. son futur sera fort et remplir de morale parce que c'est quelqu'un qui a su se changer qui peut passer d'un étape à l'autre c'est quelqu'un qui sera sûr de lui, qui se connait bien en soi, qui connait l'obscurité et la lumière mais qui a choisir la lumière. Mais si quelqu'un a été un assassin dans le passer et dans le présent il continue d'être un assassin alors il destiner à mourir comme on meurt les assassins et il ne peut échapper à son destin parce que, sans les changements de comportement le destin poursuit son chemin et ne changera pas, c'est vous qui attire tout sur vous, une vie, un rêve, une personne c'est aimer, c'est méditer et persévérer, c'est soigner et penser productivement, C'est le respect et l'amour quand on parle du respect on ne parle pas de la hiérarchie mais du respect humain il faut respecter tout le monde parce que nous sommes des êtres extraordinaire des prodiges tel que ce soit nos races, nos statuts sociaux et intellectuels ou notre fortunes et richesses ou pauvrettes, il faut respecter vos semblable, parce que plus vous respectez les autres plus on vous respectez, la vie un mystère pour ceux qui n'a pas de sagesse, pourtant la vie est merveilleux pour ceux qui le respectent et qui connaissent sa valeur. Une vie, un rêve, une personne c'est tout et le reste est l'illusion.

Chapitre 7
La différence

Depuis après le déluge dans la tour de Babel selon l'histoire chrétiennes de la sainte écriture à commencer la diffusion des langages et la dispersion de l'homme sur la terre, depuis ce jour-là les hommes se divisent et ils se croient diffèrent l'un de l'autre, est-ce pourtant vraie ? Chaque personne est génétiquement unique et aussi l'univers est unique dans sa forme et dans sa splendeur, tout est là rien ne nait ni ne périt mais dans l'univers il y a certaine variété de choses qui existent tel que la couleur, la culture, la morphologie etc. tout c'est choses développe des caractères diffèrent qui provoque de dissemblable mais est-ce que les humains sont-ils différents ? Selon la société dans laquelle nous vivions avec de conception arbitraire, on dit qu'il y a plusieurs types de race humaine selon des critères morphologique, couleur de la peau ou pas origine géographiques etc. le terme race a été utiliser au XIVe siècle dans le sens espèces pour classifier les animaux, et les sous espèces etc. puis au XVIIe siècle ce terme commence à utiliser pour parler de la génération, dans certains pays jusqu'à aujourd'hui ce terme est utiliser pourtant dans d'autre c'est arbitraire on utilise pas (race) mais la population etc. selon certain scientifique les hommes procèdent 99 %.9 de gènes en communs, la conception de l'homme est unique et divin, selon le concept biblique nous sommes les enfants de Dieu pour ceux qui croient en Dieu comme chacun a le droit de croire ou ne pas croire. Génétiquement les hommes possèdes 46 chromosomes répartis en 23

paires : 22 paires d'autosomes et 1 paire de gonosomes ou chromosomes sexuels, appelés X et Y. Les hommes possèdent un chromosome X et un chromosome Y. Les femmes possèdent 2 chromosomes X. est-ce-que nous sommes diffèrent ? Si nous possédons les mêmes organes, et les mêmes sangs. C'est quoi la différence, la différence c'est ce qui distingue, ce qui oppose, alors qu'est-ce qui vous faisiez croire Que vous êtes distingué des autres ? peut-être c'est la couleur de vos yeux, votre peau, vos cheveux, votre statut social, votre pays d'origine, ou même votre fortune etc. prenons par exemple la couleur, si c'est la couleur qui vous distinguez de votre frère et des autres, la couleur en optique c'est l'empressions produite sur l'œil par la lumière en regardant un objet, il existe des variétés de couleur, il y a la couleur primaire et la couleur secondaire par exemple le rouge est une couleur primaire tans-dis-que le vert est une couleur secondaire parce que c'est le mélange de jaune et de bleu que ce soit le blanc ou le noir, le rose sont tous des couleurs avec des aspects particulières mais dans son ensembles ils ont le même but et le même mission qui est de colorer, il en est ainsi de même pour les hommes on a tous quelques choses de particulières, mais avec le même sang et la même fécondation, que soit naturel ou artificiel on a tous besoin d'un sac gestationnel et le sang de notre mère pour grandir et on a tous le même mission c'est de vivre pour apprendre puis mourir pour devenir incorruptible. Prenons le cas que c'est votre statut social qui vous distinguez des autres, parce que vous avez faire des grands études ou vous êtes né dans une grande famille de la haut société, vous avez des titres que vous n'êtes pas seulement un homme parce que vous avez le sexe masculin mais un homme avec des noms et des adjectifs. Est-ce que cela vous faites différent des autres ? Il était une fois une mère avec de gémeaux l'un était Jean et l'autre Jean Pierre, pour des problèmes économiques la mère a parlé avec une de sa sœur qui avait un statut économique stable de prendre soin de l'un de ses fils, elle était enchanter parce qu'elle n'avait pas d'enfant et elle a pris Jean Pierre et l'emmener vivre ailleurs, des années ont passe plus qu'elle voyage plus que Jean Pierre s'éloigne de sa mère et de son frère, vingt ans après Jean pierre est devenu un célèbre et experte avocat et jean est devenu un célèbre assassin et qui vent de la drogue dans plusieurs de pays, qui tue pour le plaisir. Pendant tous ses années jean pierre s'éloigne de son frère pour ses fréquentations qu'il trouvait mal, il évite toute visite chez sa mère pour ne pas rencontrer son frère parce que c'est un délinquant dit-il. Pendant ce temps jean vivait pour son frère disant mon frère est un savant c'est un homme bien, pour lui son frère était le dieu en personne c'était son unique exemple, devant son frère il n'est pas un assassin, il donnerait sa vie pour lui et c'est comme ça que les vingt ont passé, un jour gris là où il y a pas de pluie ni de soleil sa mère a dit son dernier mot, qui était adieu à ses fils, elle est tombée subitement morte. Jean n'avait pas les cordonnées de son frère, des fois jean pierre écrire a sa mère pour s'avoir c'est nouvelle et elle faisait le même pour l'expliquer à Jean Pierre qu'est-ce qui se passe à la maison, dans les lettre qu'il écrivait a sa maman il parlait de son nouveau cabinet parce qu'il allait déménager pour une autre ville dont qu'il avait mis l'adresse dans la lettre, puis son frère a pris un avion sans savoir ou il va parce qu'il n'a jamais laisser le pays depuis sa naissance ni même pour ses affaires de drogue, il reste un homme d'un seul cachette parce qu'il connait sa cachette, il ne sait pas voyager mais il était partir à la recherche de son frère parce qu'il ne voulait pas enterrer sa mère dans l'absence de son frère, en arrivant là où était son frère il était si fière de lui en regardant son propre image, comment il était identique lui et son frère, un homme si élégant et intellectuel il était très heureux en dépit du fait qu'il était en deuil, il n'a pas pu cacher ses émotions, Jean Pierre lui amener dans son appartement c'était une parfaite luxe et tout était en ordre tant-dis-que lui il est le signification du désastre, il était étonné de voir la vie de son frère comment il était parfait, au cours de la nuit il se sent ennuie il voulait faire quelques choses de spécial et inoubliable après tant années loin de son frère, il a dit à son frère eh ! Et si on allait faire la fête. Pardon ! répondit-il tu as oublié pourquoi tu es ici. Jean a dit je sais mais on peut en profiter pour passer du temps ensemble, il n'était pas du tout de cette avis mais pour une fois il a dit au fond de lui je dois m'oublier et penser à lui, il a répondit d'accord faisons la fête il y a un très bon restaurant a deux doigt d'ici et si on allait faire un tour, et comme ça ils sont partir il était environs neuve heures du soir au cours la route, il s'est passer quelques choses de bizarre, il y avait un arbre coucher au milieu de la route, ils ont descendu la voiture pour vérifier si c'était possible de l'enlever ou si ils doivent appeler les secours routiers mais, c'était grand et ils font demi-tour vers la voiture alors qu'ils aperçurent une autre voiture qui vient vers eux, avec le phare de la voiture ils n'ont pas pu voir rien du tout, jusqu'à qu'il était arrivé au près d'eux et au grand surprise c'était trois hommes l'un d'entre eux était avec une arme pointer sur eux disant : que personne ne bouge ! Jean est un assassin il a déjà tué plusieurs personne dont tout le monde sait que c'est lui dans le quartier là où il vit mais il n'y a pas de preuve parce qu'il ne laisse jamais aucune trace c'est un tueur en série mais, en ce moment-là en présence de son frère il est inoffensif parce qu'il respect tellement son frère, il est incapable de faire du mal à quelqu'un dans sa présence, alors il essayait de calmer les bandits en disant : on se calme, on ne veut pas de problème, puis il s'approche lentement vers le malfaiteur mais ça n'a pas marcher il a tiré sur jean puis il était tombé par terre, il a reçu une balle dans l'épaule comme il marchait sur le malfaiteur avec intelligence, puis son frère Jean Pierre court vers lui qui était sur le sol en criant mon frère ça va ? répond moi tu es vivant ! dit-il tristement, le malfaiteur qui voit que ce sont des gens inoffensif il a baisser l'arme et il dit à ses compagnons ont prend la voiture, quand Jean Pierre a vu qu'il fait demi-tour vers la voiture, il s'est énervé et il fonce sur le bandit il a pris l'arme et il lui donne une balle a la tête, les deux autres qui était dans leur voiture essayer de s'enfuir et il a tiré deux bals dans les roues et la voiture à bondir contre l'arbre qu'ils avaient mis dans route et il explose puis Jean Pierre a profiter de mettre le corps de l'autre bandit pour qu'il ressemble avec un accident puis, il rentre rapidement avec son frère pour le soigner à la maison, de retour à la maison il a appelé son médecin et inventer une histoire digne d'un personne de son catégorie, deux jour après ils se rendent dans le pays là où vivait leur mère pour le dernier hommage, ils étaient tous triste comme un nouveau-né seul dans un lit mais, après tout ils étaient uni l'un a l'autre par le secret, après le funérailles jean pierre à proposer à son frère de venir vivre à lui, il était content mais il a refusé parce qu'il a dit, ici c'est chez et c'est là où je devrais être mais je suis très content d'avoir à nouveau mon frère. Jean pierre a répondit : d'accord je vais appeler mon cabinet pour aviser que je suis en vacances pour pouvoir passer du temps avec toi et il a dit, toi et moi on n'est le même ce qui nous nous différencier c'est la vie qu'on a vécu, la situation de notre vie qui a été diffèrent. Cher lecteur, amis, familles, peu importe ce qui vous faites croire que vous êtes diffèrent des autres, vous vous tromper, peut-être c'est la tradition du pays ou vous êtes né, “la tradition est la chose la plus abominable qui puisse exister” c'est l'une des choses qui a causer plus de meurtres, de guerre, génocide, suicide, dans le monde entier. Il y a des personne qui ont souffrir tous leur vie à cause de la tradition. Si vous êtes une femme mariée respectueuse dans la société dans laquelle vous vivez. Elle-même c'est une femme de joie respectueuse dans sa civilisation. Etes-vous meilleure qu'elle ? Que savez-vous d'elle ? Connaissez-vous ses défauts et sa vertu ? Connaissez-vous la vie de c'est deux femmes ? Ce qu'elles ont vécu qui les a transformés en ce qu'elle est aujourd'hui, mais non ! Si vous êtes hétérosexuel l'autre homosexuel ou transsexuel etc. pensez-vous que c'est personne la sont diffèrent mais non ! Les hommes changent comme on change de vertement, ça pourrais être lui, ça pourrais être moi, comme ça pourrais être nous, “une personne sage est une personne qui est toujours prête à se jeter les fautes, même si il n'est pas complètement responsable” parce que comme ça il trouvera la paix intérieure et la morale, cependant, une personne qui n'est pas sage cherche toujours la différence qui est le meilleur et qui est le pire, pourtant, nous sommes tous mauvais cependant il existe des situations particulières dans la vie de chaque individu, ce sont c'est situation qui fait la différence, imaginons que tout le monde avait une seule couleur, et que nous parlons une seule langue, puis tout le monde avait le même défaut, la même vertu, ou les mêmes goûts etc. la vie serait fade sans saveur, sans couleur, gris comme un jour de pluie sans soleil, la vie n'aurait pas de sens, se sont tous c'est choses qui donne de l'enthousiasme a la vie puis à l'amour, qu'elle que soit notre nationalité, nous avons tous des choses en commun par exemple : l'amour et le mensonge etc. quelle que soit de qui ou de quoi que vous êtes amoureux d'un arbre, d'une fille, d'un homme, des filles ou des hommes cela dépend de votre façon de voir la vie ou de votre culture. tout monde le mentent que ce soit pour ce défendre ou par habitude ou pathologique, la personne qui ment pour ce défendre c'est quand sa vie est en danger sa réputation, comme ce n'est pas tout le monde qui la fosse d'assume sa responsabilité peu importe le prit a payer alors, ils ont préféré de mentir et ça ne justifie rien du tout, la personne qui ment par habitude ce sont des gens qui ne donne aucune importance à ceux qu'ils disent, qui espère que les autres le comprend ou le supporte, si il dit par exemple je viens demain d'accord, tant-dis-que cette personne-là sait que demain il va sortir mais il dit demain sans penser, ça se pourrait après trois jours il apparait avec un excuse je suis réellement navrée j'étais complètement prit c'est jour-ci puis, la personne avec qui, il avait rendez-vous est très compréhensive il se contente seulement qu'il est venu, et c'est comme ça qu'il va passer tout sa vie à mentir régulièrement, et ne lui dit pas qu'il un menteur il capable de se sentir offenser ! Pour ceux qui sont des malades menteurs ce sont des gens qui sont incapable de dire la vérité même pour le plaisir, pour le simple fait que c'est dans sa nature de mentir, ce sont des gens qui croient leur propre mensonge. dogmatiquement tous les humains sont les mêmes, nous ressentons les mêmes sentiments que ce soit la joie, la haine, la colère, la peur etc. les hommes croient être diffèrent l'un de l'autre mais c'est une prétention, la seule différence qui existe c'est le bien et le mal, le bien n'a rien de semblable au mal, et le mal n'a rien en commun avec le bien, le bien et le mal c'est le jour et la nuit, l'été et l'hiver, le bien appel bien et quand, on fait le bien on a pas besoin de justification. Le mal appel mal et quand, on fait ce qui est mal c'est le mal même si, on peut dire que c'est la modernisation ou peut-être on fait ça tellement chaque jour et on finir par se sentir a l'aise dans sa peau que c'est rien, c'est normal mais, est-ce vraie ? Si vous voulez être diffèrent mais pas des autres bien entendu mais, de la différence, ce qui veut dire si vous voulez faire la différence il faut à partir d'aujourd'hui commencer à faire le bien pour sortir de l'état de l'homme a l'état divin.

Chapitre 8
La liberté

Selon le concept général c'est la facilite d'agir sans contrainte, en sociologie la liberté est une notion consiste que chaque individu peut exercer leur volonté par exemple, vote, revendiquer etc. dans le sens commun la liberté c'est tout ce qui oppose a l'enfermement et l'esclavage, cependant philosophiquement la liberté est une notion de principes, d'égalité, et de la justice. En outre, une personne qui ne vit pas sur la tutelle de quelqu'un est un homme libre, la liberté est une héritage divine, le fils de Dieu nous a donné la liberté en mourant pour nous sur le boit du calvaire pour nos pèches selon la sainte écriture puis nous deviendrons libre, libre de choisir le bien ou le mal, si vous choisissez le bien vous récolterez le bien mais si vous choisissez le mal vous récolterez le malheur, cela veut dire que, être un homme libre ne signifie pas que vous pouvez faire ce que vous voulez "la liberté existe pour ceux qui connaissent la loi, les principes et les normes" si quelqu'un n'est pas capable de faire tout ce qu'il veut, psychologiquement il est emprisonner, il vit sous l'emprise des autres tant-dis-que si quelqu'un faire tout ce qu'il veut psychologiquement il est en liberté conditionnelle que taux ou tard il sera incarcérer pour tous ses erreurs, quand nous étions plus jeune nous pensons que notre parents était des soldats qui nous emprisonnons de notre volonté et de notre liberté ainsi quand nous deviendrons plus grand nous nous sentons emprisonner pas nos défauts, pas nos erreurs pas nos faiblesses etc. Est-ce que cela signifie que la liberté n'existe pas ? Évidemment il existe bien entendu mais il ne faut pas confondre, le désordre avec la liberté, l'injustice avec la liberté, la tromperie avec la liberté, le manque de responsabilité avec la liberté etc. ce sont des conceptions qui ne marchent pas ensemble, on ne peut pas se sentir libre dans le désordre jamais, vous pouvez faire semblant ou justifier votre action mais vous savez que ce n'est pas vrai et si vous prenez un peu de temps pour réfléchir sincèrement vous comprendrez, si voulez avoir un pensée qui produit le bien il faut faire attention, il ne faut franchir le sens unique, si non, vous paierez le contravention ce n'est pas parce que la voiture est le vôtre que vous pouvez faire ce que vous voulez avec, puis quand vous prenez un contravention vous vous sentez mal, tout le monde est coupable pour vous, vous jetez le sort a tout le monde, c'est parce que vous étiez en retard de votre travail, c'est à cause de la circulation de votre pays, ce n'est pas juste etc. alors puisque vous cherchiez le coupable plus vous êtes priver de la liberté et plus votre conscience meurt petit-a-petit, une personne libre est une personne qui a la conscience tranquille et si il est responsable de quelques choses il assume sans se plaindre et comme ça c'est plus facile pour lui de se sentir libre de tout poids qui pourrait être plus lourd, qu'on ne pouvait pas imaginer mais, en acceptant ses erreurs tout devient plus léger, plus facile à résoudre, il n y a pas de plus aveugle que celui qui ne veut pas voir ni de plus sourdre que celui qui ne veut pas entendre. L'une des choses qui nous emprisonnons a tous c'est l'inconscience de notre état d'être, c'est difficile de comprendre soi et encore moins de comprendre à autrui, c'est comme un territoire non expérimenter, il nous faut de la force et de la volonté pour acquérir cette tâche, consciente de l'état d'être, quand quelqu'un parvenir à ce connaitre tel qu'il est vraiment il est libre, il souffre peu, il est toujours joyeux, il comprend mieux les autres, se connaitre en soi c'est capable de différencier le bien et le mal, accepter tous ses défauts et se contrôler, si vous êtes une femme infidèle et vous ne le savez pas, vous n'êtes pas consciente de votre déloyauté, à chaque fois qu'il apparait un homme séduisant vous tomberez dans ses bras, après vous dites il était trop beau, il était trop séduisant, c'est la faute de mon mari, il est toujours absent dans ma vie, notre couple allait de mal en pire, vous justifiez tes fautes et tes actes, comme ça vous êtes pris dans votre propre piège, incarcérer par tous tes défauts et vous ne pouvez pas changer mais si vous êtes consciente de votre état, que vous êtes une femme facile infidèle incapable d'être sincère alors c'est plus facile de vous libérez, de choisir si vous voulez être la femme facile, déloyale ou une femme sérieuse, vous êtes le maitre de tes actes et vous êtes le seul qui peut décider de ce que vous voulez vraiment mais, si et seulement si vous vous rendez compte de votre état, en l'an de mille treize je venais de me déménager dans un quartier résidentiel vous savez dans un résidentiel souvent tout le monde se connait l'uns a l'autre surtout ce qui sont de plus en plus avoisinant, j'étais chez moi deux jours après un homme est venu me donner la bienvenu, il m'a dit je suis un tel… j'habite après trois maison de la vôtre puis, on à faire connaissance après il m'a dit, tu viens d'arriver mais dans quelque jours tout le monde vous diriez que je suis un voleur, un assassin, et de faire attention avec moi, j'ai répondu pardon ! C'est ce que tout le monde pense de toi, il a dit oui, je lui ai dit et toi que penses-tu de toi ? Il a souri… puis je lui ai dit : ce n'est pas important ce que les autres pensent de toi, ce qui est important c'est ce que vous pensiez de soi, il m'a répondit merci ! C'est vrai, je vais mettre en pratique ce que tu viens de me dire, alors bienvenu parmi nous, c'était un plaisir dit-il : puis il est partir, j'ai vu l'expression de son visage et il ne m'a pas répondu la question, qu'est-ce qu'il pense de lui ? et je ne sais pas qu'est-ce qu'il a compris de ma question mais la seule chose que je sais, c'est que, s'il était un voleur il ne m'a pas volé et s'il était un homme bien il me l'a prouvé parce que il était le seul à me donner la bienvenu, après plusieurs semaines il y a des voisins qui ont venu pour en savoir plus sur moi puis pour me dire que je dois éviter l'homme en question et j'ai répondu merci j'y prend garde, je suis très flatter merci ! La liberté c'est se connaitre et être en paix avec soi, sans avoir besoin de ce justifier pour quoique ce soit. Un jeune homme dit qu'il est libre parce qu'il a dit à toute les femmes qu'il a rencontré, qu'ils les aiment, il n'appartient à personne, il est là pour tout le monde, cependant il doit apprendre les noms de chacune de ses amoureuses par cœur pour ne pas les confondent, puis il doit donner le meilleur de lui à chacune de ses amoureuses même si c'est pour une nuit mais tout doit être parfait parce qu'il doit faire en sorte que chacune d'elles soit folle de lui, et chaque jour il recommence sa routine, la liberté c'est vivre comme l'air, dans sa nature, vivre normal sans complication, est ce que ce jeune homme est libre ? Ou est-il esclave de ses amoureuses ? Avec prétention d'être libre, à mon avis il n'est ni libre ni seulement esclave parce que un esclave qui se comporte bien ou qui a bien travaille peut gagner la confiance de son maitre puis bénéficier certain privilège ou de s'affranchir cependant son cas est diffèrent ce jeune homme est un esclave en torture. Savez-vous qu'est que c'est un esclave en torture ? C'est un esclave qui a volé ou faire quelque choses de grave par exemple si, il cache des secret alors son maître décide de lui faire avoue par la torture, selon l'histoire de la torture aux esclaves c'est quelque choses de terrible, triste et abominable ce qu'on fait aux esclaves parce que pour eux les esclaves n'était pas considère comme des hommes mais des animaux puis imagine que ce jeune homme se considère libre, Dieu nous a donner la liberté de faire ce qu'on veut avec le libre arbitre cependant il a dit : aimez votre prochain comme toi-même c'est le première commandement, ne tuer pas, ne fait pas d'adultère, ne convoiter pas etc. savez-vous pourquoi ? Il a dit tout cela, c'est parce que il savait que il y a des choses si vous le faisiez, vous ne pouvez pas être libre, ce sont des choses qui rend esclave, qui torture et qui fait souffrir non seulement dans cette vie mais aussi dans l'autre vie, la liberté c'est vivre sans avoir se cache derrière son doigt, c'est la justice, c'est l'honnêteté, la franchise etc. Un esclave qui travail dure pour son maître qui fait de la corvée a son maître, il est un esclave, il n'a pas la volonté de choisir alors il fait son devoir de plaire à son seigneur, de obéir à son chef pendant ce temps, son maître lui-même il fait ce qu'il veut avec toute son arrogance et sa méchanceté, utilise son autorité pour faire du mal aux esclaves de le faire travaille avec coup de fouet avec torture innocemment, si je vous demandiez l'esclave ou le maitre qui vit libre je suppose que vous disiez c'est le maitre mais la pure vérité ce n'est pas lui mais c'est l'esclave qui est libre parce que après avoir beaucoup travail l'esclave va manger et se baigner puis se reposer tranquillement, sans faire de bruit il va dormir parce qu'il est très fatiguer et il n'a même pas le temps de rêver, tant-dis-que le maitre lui-même il va faire la fête et quand viendra la nuit il ne trouvera pas le sommeil parce que il n'a pas la conscience tranquille parce qu'il est esclave de ses actes, la liberté ce n'est pas avoir le pouvoir de faire ce qu'on veut ou rentrer et sortir quand on veut non ! Ce n'est pas seulement ça qui résume la liberté mais c'est vivre en accord avec soi, avec la loi, avec votre entourage etc. Un homme qui a tué cinq policier qui essayait de le coincé après avoir cambrioler une banque puis quand on l'attraper on l'a mis en prison après des nuit très long qu'il a passé dans l'obscurité et dans la solitude il a repentir, puis il commence adapter une autre forme de vie chaque jours dans sa cellule, il faisait des amis, il aidait tous ses compagnons de la prison enfin il se comporte de mieux en mieux, il travaille pour la prison on lui paie pour ses efforts, c'est comme ça que les années ont passé, un jour le directeur du centre pénitentiaire voulais donner pour la noël la liberté conditionnelle a tous les prisonniers qui ont les bonnes conduites puis c'est homme était l'un de cette superbe liste, quand on l'appeler pour l'aviser de la grande nouvelle qu'il sera libre d'aller visiter sa famille pour la noël, il a dit : je suis un homme libre il y a dix de cela, j'ai passé dix noël ici dit-il : ce sont les plus beaux de toute ma vie parce que j'ai ne fait pas aucune bêtise, ni offenser a personne c'est le meilleur cadeau que la vie puisse me donner je ne suis pas un type bien, je vous remercie infiniment mais je préfère reste ici, je me sens libre ici, ça peut être excentrique mais c'est la liberté, la liberté peut vous atteindre n'importe où et n'importe comment parce que la liberté c'est une sensation de bienêtre, de paix, et de sécurité etc. Dans le chapitre précèdent dont parle de la plus pire des démons tel que la peur, la vengeance etc. sont des sentiments de l'esclavagisme que procède les hommes pour qu'il ne soit jamais libre, parce que ce sont des sentiments qui paralyse toute l'énergie de leur corps, parce qu'il neutralise la joie et laisser le cœur abattu, triste et comme ça ils ne pourraient pas être libre, Dieu nous a laisser libre parce qu'il voulait que nous connaitrons la joie de vivre, et le bonheur de l'existence humaine, cependant il existe beaucoup de choses qui peut nous incarcérer c'est pour cette raison que nous devons les reconnaitre et les éloignes pour trouver la liberté, chaque personne est responsable de ses actes c'est ça la loi de l'existence, si vous fait de bonne chose alors vous vivrez bien et joyeux puis libre mais si c'est le contraire vous vivrez dans l'amertume puis sous l'emprise de tes erreurs, l'une des choses qui nous fait souffrir le plus ce sont nos erreurs mais pas nos ennemies, beaucoup des fois nous pensons de jour en jour à tous ceux qui nous avions fait du mal, pourtant on a oublié quelle était la situation, pourquoi elle m'avait dit cela ? Pourquoi elle m'avait fait cela ? Mais on oublie toujours la raison pour laquelle que toute est ainsi on se fait passer toujours pour les victimes, en oubliant nos erreurs que c'est nous le coupable, qu'on est la seule responsable, il faut cesser de jeter les fautes aux autres que d'assumer notre responsabilité, si on veut être libre, si on veut vraiment changer "votre plus pire ennemi se sont vos erreurs" vous n'avez pas besoin d'éviter vos ennemis parce qu'ils ne sont pas dans vos seins mais, vos erreurs vous suivrez de pas à pas, la liberté c'est l'eau qui coule dans le désert de votre cœur dont vous avez grand besoin pour vous sentir soulager de toute vos perturbations, la liberté c'est la clef qui ouvre les portes de toute les confusion, puis qui laisse rentrer l'air de pardon et de repentir, de remord, de honte, et de changement sincère, soyez libre comme l'air et vivre chaque jours votre vie dans la joie, l'amour et la sincérité.

Chapitre 9
La positivité

Le secret d'une pensée productive c'est la profondeur de la positivité, le but de ce livre c'est de motiver votre manière de penser, pour qu'il soit productif mais, pour qu'il y ait de produit il faut qu'il y ait de la vie, l'énergie et de nutrition, la positivité c'est la nourriture parfaite que votre penser a besoin pour qu'il soit productif. Quand on parle de positivité on voit toujours quelqu'un qui ne baisse pas le bras, qui est fort, qui n'a pas de peur, parce que, quelque choses de positif c'est quelque choses de bien, c'est le bon résultat, c'est la justice etc. en physique il y a ce qu'on appeler le pôle pour que le courant puisse passer d'un pile électrique il faut qu'il y a un pôle positif et un pôle négatif, en outre l'électricité est un vecteur d'énergétique dont les charges électrique s'oppose l'une à l'autre, l'une est dite positive et l'autre négative, si une particule possède autant de charges positives que de charges négatives on dit qu'elle est électriquement neutre, ce qui veut dire, être positif ce n'est pas être quelqu'un qui ne sait pas tomber au contraire, c'est quelqu'un qui sait se tomber et se relever puis qui a trouvé désormais l'équilibre, en effet l'équilibre représente dans son ensemble la positivité alors si vous avez l'équilibre vous n'allez pas tomber facilement et vous n'aurez pas besoin de se relever, il n'y a pas de positif sans le négatif cet a l'aide de tous ceux qui est mal qu'on reconnaîtraient le vrai bien, votre cerveau procède tous les énergies nécessaires pour qu'il puisse se fonctionner mais, pour obtenir ce que vous avez besoin il faut savoir exactement ce que vous voulez, la positivité vient de tous ceux qui sont conscient, la négativité vient de l'inconscient, vous ne pouvez pas croire en ce que vous faites si vous n'êtes pas conscient de toute les enjeux qui existe dans ce que vous allez faire, la positivité ce n'est pas l'ignorance mais c'est la connaissance parfaite de toute les obstacles, et en dépit de tout vous décidez de tracer un plan d'action, même si vous savez ce qui vous attendrez, cependant il ne faut pas confonde la précipitation avec la positivité, quelqu'un qui agir affolement en prennent des décision brusquement cela ne signifie pas qu'il est positif, non ! Une personne avec la mentalité positive (PMP) c'est une personne qui prend des décisions en ayant la parfaite connaissance de cause, mais un personne avec la mentalité négative (PMN) est une personne qui réagir avant de penser, et qui n'a même pas d'instinct ou qui ne se laisse pas comprendre de son instinct, par exemple s'il va acheter une voiture, aussitôt qu'il y a l'argent il achète sans savoir comment conduire une voiture, sans permit de conduire, sans savoir comment maintenir une voiture, sans avoir d'autre fond pour l'essence de la voiture, ou encore moins une garage pour la voiture tout simplement il pense avoir un voiture qui lui appartient. Cependant une personne positive, c'est personne qui vit à l'aire du temps qui se mettre au diapason, qui apprend a conduit, qui a son permit de conduit, et en plus ! Qui a dans sa tête le plan de la voiture de son rêve, même si il y a pas d'argent pour l'acheter mais, il y a tout ce qu'il a besoin pour l'obtenir, parce que la positivité de sa pensée et de sa forme vie va attirer la voiture, comment l'aimant attire toute les matériaux ferromagnétiques par une force d'attraction, la positivité ce n'est pas seulement une forme de penser mais c'est toute une forme de vie, c'est une corrélation entre vos penses et vos actes, si quelqu'un veut avoir une mentalité positif il doit adopter les principes nécessaire pour y parvenir. Le monde est là avec tout ce qu'on a besoin mais, tout le monde n'ont pas besoin de la même chose, prenons le cas de cinq personnes qui est entrain de prier a Dieu pour ses besoins, la première a dit : mon Dieu pardonne mes péchés et donne-moi la vie éternelle et toute les restes soit selon ta volonté amen, la deuxième a dit : merci mon Dieu pour tous ce que tu m'as donner et pour la vie, père céleste j'ai un problème avec l'entreprise j'ai besoin un million de dollars pour cette semaine pour résoudre ce problème je sais que vous allez m'aider merci mon Dieu que ton nom soit sanctifier amen, la troisième a dit : Dieu trois fois saint aie pitié de moi je suis fatigue de rester sans travailler aide moi à rencontrer un travail même si ont me paie cinq milles gourdes par mois je serai très content mon Dieu je vous en prie aide-moi amen, la quatrième a dit : merci mon Dieu pour tous ce que tu as fait pour moi aujourd'hui je ne savais pas ce que j'allais manger mais quelqu'un m'a donné un plat de nourriture merci beaucoup je ne sais pas qu'est-ce-que je vais manger demain parce que je n'ai pas d'argent mais je sais que tu ne me vas pas laisser toute seul, ma vie est entre tes mains amen, la cinquième a dit : mon Dieu je me sens vraiment mal tout le monde a un computeur moi je n'ai pas, j'ai grand besoin mon Dieu même si c'est un computer user con n'a déjà utiliser mais il me faut un computeur dit un mot à mon sujet père saint que ton nom soit sanctifier amen. Voyons entre tous ses prières que chacun de ses personnes a c'est limite dépendamment de la manière de penser et de vivre pour qu'il y a de la positivité il faut qu'il y a un accord entre votre penser et votre façon de vivre, ou la façon que vous aimerez vivre, la positivité se déclenche c'est quand vous voulez quelques choses alors comme vous le voulez vraiment vous le gravez dans votre tête puis avec votre comportement adéquate, vous allez trouver ce que vous avez réellement besoin, dans le chapitre précèdent qui parle de motivation vous pouvez voir que, pour qu'il y a de résultat il faut qu'il y a de motive, parce que la motivation est la nourriture de la pensée qui stimule l'action, la positivité c'est corrélation entre la pensée et l'action. Prenons l'exemple un homme qui a dit : je vais vivre très longtemps puis, il passe tout son temps à fumer et s'enivrer dans l'alcool d'autre en plus il ne mange pas bien et il ne dort pas bien alors là ce n'est pas la positivité, mais la foi, il ne faut confondre la positivité avec la foi, la foi ce n'est pas avoir la connaissance parfait des choses mais c'est croire sans la moindre idée, puis sans aucun moyen… un homme ne peut pas savoir ce qu'il a besoin s'il est incapable de l'imaginer, une personne ne peut pas avoir besoin d'une chose qu'il ne connait pas, ou qu'il n'a jamais imaginer, souvent les genres utilise cet expression "soyons réaliste" que cette chose-là n'est pas pour vous, ou "je ne suis pas faite pour ça" mais, la seule réalité c'est ce que vous pensiez, c'est votre réalité, c'est ce que vous penserez faire, vous avez la clef pour ouvrir quel que soit les portes mais il faut le visionner, parce que vous êtes le maître de votre destin.

Vous pouvez attirer sur vous la richesse mais il faut avoir une mentalité positive et de grandeur, quand on parle de grandeur ce n'est pas la prétention ou du moins l'arrogance mais la grandeur de l'âme et de l'esprit, la confiance de soi, l'amour, la patience et la persévérance, vous voulez être riche alors comportez-vous étant que tel, vous voulez être un gagnant alors ne vous asseyez pas avec les perdants, vous voulez être respecté alors que votre comportement soit respectable, parce que si votre comportement n'est pas respectueux alors on ne peut pas vous respectez, ce qui signifie que c'est vous qui a attirer le respect sur vous, dans ce cas vous pouvez attirer sur vous tous ce que vous voulez, il suffit d'avoir un comportement positif avec une mentalité positive, il existe beaucoup d'obstacle dans cette vie et souvent la première obstacle c'est vous, si vous lisez le premier chapitre de ce livre qui parle de "l'être le plus extraordinaire" vous comprendrez que vous êtes spécial et extraordinaire et ça vaut la peine d'être en vie et de se battre pour obtenir ce que vous désiriez vraiment, quand vous allez faire quelque choses qui est très important à vos yeux, il ne faut pas douter parce que "le doute c'est le plus pire ennemi de l'homme" il ne faut jamais douter de votre capacité, il faut être fort en dépit de toute les obstacles et avoir la certitude que vous arriverez quand même, peu emporte le prix que ça vous coûterez mais, vous attiendrez l'objectif taux ou tard, des fois vous pensez que vos ennemis ce sont les gens qui te veulent du mal pourtant, vous ne vous rendrez pas contre que la seule personne qui ne veut pas grandir c'est vous, la personne qui se culpabilise c'est vous, c'est vous qui ne veut faire rien pour votre avenir, c'est vous qui laisser passer tous les opportunités qui se présente a vous, c'est vous qui reporter toujours ce que vous pouviez faire aujourd'hui même, en disant j'aurai le temps je suis encore jeune, c'est vous qui dire du mal de vous "ne dit jamais du mal de vous vos amis diront assez" il était une fois, un homme qui était très positif qui n'oublie jamais l'importance des choses sur la terre et qui sait que avec effort et détermination il peut faire de grand choses, il vivait avec sa famille dans son humble demeure, il n'était pas bougeoir ni les plus puissant des riches mais il était riche selon sa pensée et selon son imagination, "il n'y a pas de mesure et limite pour l'homme sur la terre mais la grandeur de son imagination" un jour il se lève et il pensait a comment ouvrir un restaurant puis, il a passé toute la journée à penser à ça, quand la nuit était tomber avant d'aller se couche il a prié le Dieu tout puissant puis, il a décidé de regarder les étoiles au dernier minute avant de se coucher, dans sa fenêtre il a vu son voisin qui rentre chez lui et toute à coup quelque choses lui ait venu à l'idée, disant : et si vous parlez a votre voisin au sujet de votre plan pour ouvrir un restaurant même si, vous n'avez pas d'argent pour l'ouvrir, il a répondu voilà bien sûr, je vais lui parler demain et comme ça il est allez dormir léger, c'est comme si son restaurant était déjà en marche, le lendemain martin quand il s'est réveiller, il est allé chez son voisin pour lui dire que : donne-moi un rendez-vous parce que j'aimerais vous parler au sujet de quelque choses très important, son voisin lui a répondu cordialement ! bien sur je suis à votre écoute et si on se voit plus tard du coté de sept heures ça vous conviendrez dit-il ? L'homme en question a répondu merci Beaucoup alors à sept heures. Quand l'heure était arrivé il se dirige vers le lieu du rendez-vous pour parler avec son voisin, quand-il était arrivé le voisin était déjà sur le lieu anxieux pour savoir de quoi il s'agit, quand-t-il l'a vu dit-il : le voisin voilà vous enfin en quoi puis-je-vous aider, il a répondu dit-il : l'homme en question c'est quelque choses de très délicat, mon cher ! J'aimerais ouvrir un restaurant c'est un rêve que j'ai caressé il y a longtemps qu'est-ce que vous pensez la dessus, le voisin était étonner puis en même temps remplir de joie, il ne savait pas, par où commencer dit-il : mon ami je ne crois pas que c'est une coïncidence, je vais vous raconter mon histoire, quand j'étais plus jeune après avoir terminé l'université mes parents me demandaient, qu'est-ce que je voulais apprendre ? J'ai répondu j'aimerais devenu un cordon-bleu, un chef de cuisine, mon père était furieux contre moi, il a hurlé en disant vous êtes une honte pour la famille, je vous l'interdit strictement parce que, mon père n'avait pas la connaissance de la grandeur de cet art qui est la cuisine et c'est comme ça j'ai décidé de étudier le droit, je suis devenu un avocat et je suis fière de l'être mais, à mes dix-huit ans si j'avais le pouvoir de décider je ne serais jamais avocat, parce que dans ce moment-là j'avais deux options premièrement : je devrais décidé d'apprendre un métier que mon père trouve digne, deuxièmement : ou décide de quitter la maison mais, je ne voulais pas devenu un délinquant, sans-abri, un nomade alors j'ai obéir à mon père ! Puis aujourd'hui vous êtes venu de me parler de ton plan pour ouvrir un restaurant mon cher ! ce n'est le hasard ni coïncidence mais c'est un rêve que je vais rendre réalité mon ami je vais vous financier le restaurant et comme ça après le travail dans mes heures libre, je peux passer dans la cuisine pour cuisiner quelque choses, le voisin était très émotionner il a dit : dis-moi combien avez-vous besoin pour commencer ? L'homme en question a répondu avez un ton de fierté et d'audace ben ! Je dirais avec vingt milles on peut commencer et pourtant il n'avait même pas un centime pour le restaurant puis le voisin lui a donné un chèque de vingt mille dollars. Dans la vie il existe des choses simple, des virgules ou des petits points qu'on néglige mais qui sont très perturbants, des fois ce sont eux qui nous ont coûté très chère par exemple : peut être que le restaurant pourrait ne pas marcher puis ils ont dû fermer, peut être que l'homme en question et le voisin pourrait se discuter un jour, peut être que un client pourrait être ne pas satisfait puis à causer beaucoup de problèmes a tous les responsables du restaurant, beaucoup de choses peuvent se passer mais une chose est sûre, il a voulu de l'argent pour ouvrir un restaurant, il a eu et avec la même positivité il peut réussir, et c'est ça la positivité, c'est se battre chaque jour pour atteindre vos but, il ne faut pas vous limiter, il faut demander d'aide si c'est possible, il faut parler avec ceux qui veut vous écoutez, il ne faut pas vous gêner de parler de vos projets a des personne qui ont plus d'expérience que vous, il faut toujours essayer et réessayer encore et encore, des fois vous cherchiez quelque choses dans les cieux pourtant il est là sous vos pieds il sufi seulement de vous incliner pour la voir, pour construire une maison il faut un plan et après avoir bien réviser et organiser le plan avec des ingénieurs compétent il faut construire une base pour la maison pour qu'il soit fort et résistant à tous les problème climatique qui peuvent se représenter, il en est aussi pour avoir une mentalité positive il faut avoir une base ou un catalyseur, un constant, quelqu'un ou quelque choses pour qui vous voulez vivre vraiment, votre raison de vivre, il y a des personne ce sont sa famille, d'autre son amour, d'autre de l'argent, et d'autre ses études etc. chacun a quelque choses de différent qui lui permet de survivre en dépit de toute les obstacles, parce que si quelqu'un n'a pas un constant alors, pourquoi avoir la positivité ? Pourquoi faire ? Vous voulez être heureux alors pourquoi ? Si vous n'avez pas à qui ou à quoi partager votre bonheur, vous voulez avoir de l'argent pourquoi ? Si vous ne savez pas qu'est-ce-que vous allez acheter, la positivité viens toujours de la persistance et de l'obsession, pour quelqu'un ou pour quelque choses, et vous quel est votre constant ? Si vous n'avez pas un, trouvez-le ! Il est là c'est vous qui ne sait pas comme le découvrir, je métrais ma main au feu que vous l'avez, regarder autour de vous et vous vous rendriez compte que votre cœur a quelque choses qu'il a besoin particulièrement, quelque choses pour quoi il vaut la peine de vivre, sous le soleil, quand quelqu'un n'a pas de constant dans sa vie, quelque choses qui lui emporte vraiment, quelque choses pour quoi il respire, il est comme un discours sans orateur, une voiture sans moteur, une histoire sans personnage, et comme ça la négativité règne, le désespoir s'accumule et sa vie devient peut emportant, comme ça le malheur vient et habiter dans sa tente, comme l'obscurité dans un tunnel et comme ça tous qu'il fait est un désastres, la négativité est un démon psychique qui perturbe et qui ne laisse pas grandir qui sèment le doute dans le cœur, et le doute c'est le plus pire ennemi de l'homme, il fait que détruire toute les bonnes décisions que vous pouvez prendre et vous remplir de peur et de terreur, soyez positif, soyez fort, soyez plein de vigueur, et soyez persévèrent, il y a des moments dans la vie qu'on ne sait pas quoi faire, tout semble noire, il n'y a pas de lumière, pas d'indice, on ne sait pas où aller mais, il faut fermer les yeux et vous accrochez a quelqu'un ou quelque choses, comme le levier a son point d'appui, chercher votre levier et chercher votre point d'appui et vous soulèverez le monde, le monde est si petit et léger, il vous faudra seulement un point d'appui, et quand vous le trouverez rien ne t'arrêtera, la positivité doit être pour vous un levier, à mon avis votre point appui peut être le Dieu tout puissant ou peut-être c'est votre famille etc. cela dépend de vous, dépend de votre croyance, de votre personnalité, mais une seule choses est sûr que tous les résultats sont les même, c'est la joie, le bonheur, et la félicite, "qui ne risque rien n'a rien" tous les personne qui sont négatifs sont ceux qui n'ont rien, et qui ne perdre jamais rien, vous savez pourquoi ? C'est parce qu'ils n'ont jamais misés rien et n'ont jamais rien à chercher. A chaque moment de votre vie et chaque instant il faut miser votre futur, votre vision, votre but, afin de pouvoir le réaliser, il existe sous le soleil tous ce qui est misérable et affreux, chaque jour dans la radio et dans la télévision ou dans votre entourage il y a que d'horreur et de tristesse, cela veut dire que la tristesse c'est quelque choses, qu'on ressent pratiquement chaque jour ou qu'on voit dans notre voisinage chaque jour, alors, de quoi avez-vous peur ? Qu'est ce qui peut être le plus pire ? De tous ceux qui passent dans ce monde, pourquoi vous ne jouez pas le tout pour le tout ? N'ayez pas de peur de ce qui peut passer si tu n'as pas réussir mais ayez de peur si tu n'as pas essayez que tu ne sauras jamais ce qui allait se passer, un homme qui travaille beaucoup souffre de fatigue mais un homme qui ne travaille pas souffre de tout, de la faim, de la honte, de l'inutilité, et de paresse etc. cela signifie que s'il existe de mécontent dans tout ce qui existe dans ce monde alors, il vaut mieux que ce soit de manière positif, vous n'avez rien à craindre tous ceux qui vont se passer, ne sera pas nouveau se sont des choses que vous savez très bien alors ne craint rien, soyez positif, parce que la positivité c'est avoir la connaissance de la situation mais en dépit de tout décider de l'affronter avec le but de gagner peu importe le prix.

Chapitre 10
La famille

Tout le monde cherchent des émotions fortes, de la gloire et de l'amour d'autrui, des fois beaucoup de personne ont aller à l'excès sur tout la ligne a juste but de remplir l'existence d'un feu espoir, ou d'espérance, il y en a qui travaille et qui travaille sans relâche pour pouvoir remplir leurs cœur de joie et pourtant ils finissent toujours par se sentir seul au milieu de la nuit avec tous ses fortunes, et d'autre qui se retrouve perdu dans sa propre grande maison avec des amis qui sont justement là pour exploiter mais qui déteste leur personne, avez-vous demander à vous même des fois pourquoi on vous applaudir ? O pourquoi vous avez tant d'amis ? Parce qu'il y a une réponse à toute votre question, si vous analysiez bien la vie tout est pour… et rien n'est pour rien, la seule chose réelle que quelqu'un peut avoir c'est la famille, beaucoup de famille ont diviser et d'autre qui sont fonder sur le mensonge, ou sur intérêt économique, puis sur idéologie racial etc. à mon vis c'est nous qui ont échoué dans notre conception et dans notre prétention mais la famille ne signifie pas ce qu'on semble le croire qu'il signifie, un arrangement ou quelque choses quelconque en outre, la famille est une terme complexe avec beaucoup de vision et de différent aspect, la famille c'est un groupe d'individu avec des liens parentes qui se compose de père et de la mère et des enfants, il ne faut confondre une génération avec la famille, depuis av. J.-C. il existait la famille et dans les sociétés humaines la famille est point essentielle ou disons plutôt la racine du monde avenir, il existe plusieurs type de famille mais dogmatiquement la famille a le même but et le même point qui est l'amour et responsabilité des parents envers les enfants et aussi la responsabilité individuelle de chacun de sauvegarder la race humaine, un jour dans une conversation d'avenir que j'ai eu avec un ami, je lui ai demandé : comment aimerez-vous qu'il soit votre famille ? Il m'a répondu ; je ne veux plus avoir de famille, j'aimerais avoir beaucoup d'argent pour acheter des voiture et des vêtements et vivre libre pas de responsabilité, alors je lui ai demandé, quand vous avez une voiture avec qui vous allez sortir ? Il a sourire et dit : avec une femme ! Et avec mes amis et ma famille, je lui ai dit d'accord mais vous savez ce qui est bizarre, c'est que vous êtes né d'une famille, la voiture que vous allez acheter c'est quelqu'un qui l'a fabriqué et cette personne est né par une famille que ce soit naturelle ou par insémination artificielle, vous voulez avoir de l'argent par vraie mais, vous ne pouvez pas tout seul, il vous faut des gens pour travailler avec vous, si vous êtes un employeur alors votre argent dépendra de celui qui vous a employé et, cette personne est né d'une famille, si vous êtes le PDG pour que votre entreprise fonctionne il vous faut des personnels et tous ses personne sont né de leurs familles, la femme avec qui vous allez sortir est aussi né d'une famille ainsi que toute tes amis, alors mon cher ami si tout le monde pense comme vous, vous n'aurez pas d'argent, pas de voiture ni femme et encore moins des amis, il m'a répondu ; ma chère amie vous avez raison mais le problème c'est que je ne suis pas prêt pour ça. Mes chers lecteurs, il a raison de préférer de ne pas avoir une famille ? Que d'avoir une famille complètement désorientée, A mon avis il a raison parce que beaucoup de famille est en désastre aujourd'hui, c'est parce que ce sont des familles qui ce sont construire sans base avec des jeunes genres et des filles sexuellement actives mais qui n'aient pas la moindre idée de l'importance de la famille ou la connaissance suffisant pour avoir une famille, elle est un trésor à protéger et un héritage à sauvegarder. Est-ce-que tout le monde peut avoir une famille ? On dirait que non ! Parce qu'il y a des personnes qui n'a pas de patience et tolérance pour l'avoir, si une personne dit qu'il ne veut pas avoir de famille il ne faut pas le juger, premièrement : chacun est libre de choisir sa vie, deuxièmement : si il a peur c'est parce qu'il sache exactement la grandeur de cette tâche et la valeur de cette expérience, et au bout du compte ce sont ses genres-là qui sont les meilleurs parents dans le futur, ce sont eux qui sont prête à mourir pour sauver leur famille, il en a d'autre qui arrive avoir une famille sans se rendre compte par accident des fois c'est devenu catastrophique mais, aussi il en a qui ont réussir à la sauver, il en a d'autre qui sont hâte d'avoir leur propre famille sans pense aux enjeux qui existe, puis la responsabilité et le devoir affectif des parents envers les enfants, ce n'est pas tout le monde qui ont une famille cependant, tout le monde devrais avoir une famille parce que si quelqu'un n'a pas sa propre famille, il est comme une maison vide dans l'obscurité, même si vous voyez que votre vie semble parfait ou du moins pleine de succès ne vous faites pas d'illusion, il vous manque quelque choses, quelque choses qui surpasse tout sur la surface de la terre c'est voir le reflet de la vie dans votre maison et la fragilité de l'existence, c'est être attentif à chaque souffle de vie de l'être que vous avez engendrer et qui est le fruit de votre entrailles, cependant il ne faut pas ignorer que beaucoup de personne dévalorise la vie humaine, c'est triste seulement de le penser mais c'est la vérité, prenons l'exemple : quand une personne n'a pas d'argent mille dollars c'est beaucoup pour lui mais s'il a beaucoup d'argent au point d'avoir de billions de dollars alors l'argent n'est pas un soucis pour lui, des fois ces genres-là gaspille de l'argent dans la drogue, dans la prostitution et dans des aventures mortels, il en est ainsi pour pas mal de genre après avoir eu leur propre famille ce sont eux qui leur viole, qui leur tue, qui le livrer à la prostitution mais faite attention ! Cela ne signifie pas que la famille est quelque chose de mauvais non ! Ce sont des genres qui ont échoué familialement et qui ont perdu le bonheur familial, parce que la famille c'est la vie, espoir espérance et l'immortalité. Si quelqu'un croire qu'il beaucoup patience et de tolérance, je lui demanderai avez-vous des enfants ? s'il m'a répondu que oui ! Alors je saurais que c'est vraie mais s'il m'a répondu que non ! Alors je lui répondrai que vous n'avez pas la moins idée de ce que est la patience. Un jour un vieux homme sage de 80 ans m'a dit, il existe trois choses dans la vie si quelqu'un n'arrive pas à l'avoir il a échoué c'est un lâche, et si il arrive à mon âge dit-il : il regrettera tout sa vie d'avoir été un perdant, d'avoir vécu pour rien sur la surface de la terre, alors je lui ai demandé qui sont c'est trois choses-là de laquelle vous parlez ? Il m'a dit ? Ma fille la vie des hommes sur la terre c'est comme une mission et pour gagner la médaille d'avoir tout vécu et réussir il vous faut avoir

1-Une famille

2-Un titre

3-Une croyance

Si vous n'avez pas votre propre famille comment sauriez-vous l'importance de vivre, d'être là pour ceux qui compte pour vous et qui ont besoin de vous, pas parce que vous êtes beau ou vous êtes riche, que vous êtes fameux, ou vous êtes parfait, seulement parce qu'ils vous appartiennent et vous le appartenez. Il existe deux sexe de personne, masculin et féminin dit : il, quand un enfant est né de sexe masculin ont dit qu'il est un garçon puis ce garçon pour devenu un homme il lui faut un titre et une famille puis une croyance, parce que sans c'est trois choses il n'existe pas de valeur, pas de maturité ni de patience et d'amour puis, chacun devrait avoir quelque choses ou quelqu'un en qui il croit sinon ! Il sera vide comme une tasse de café, vide et sans profondeur, parce que il existe tant de choses terrifiantes sur la terre si quelqu'un n'a pas une croyance pour pouvoir surmonter tous les épreuves il ne survivra pas trop longtemps dit-il. J'ai été très ému pour tout ce qu'il m'avait dit, parce que je sais qu'il a raison sur toute la ligne, parce que si quelqu'un n'a pas un titre alors comment saura-t-il sa capacité et son habilité s'il n'a rien apprit c'est comme un livre sans titre et une histoire sans orateur, de ce faits quand une personne n'a pas de croyance, il représente une maison sans colonne et sans base, il faut que vous ayez la foi, il faut croire comme le jour croire au soleil pour pouvoir surmonter la vie sur la terre, en outre si vous voulez remplir votre cœur de joie et de succès dans tout ce que vous faites, il faut que vous basiez votre vie sur les choses les plus important ainsi vous connaitriez quelque choses que beaucoup non pas pu connaître qui est le bonheur familial le bonheur familial se divise en trois partir et chacun est unique, si vous avez deux entre eux votre famille succombera, si vous avez un seul votre famille ne formera pas, il est nécessaire que vous ayez les trois si vous voulez avoir une famille heureux durable jusqu'à la fin de toute ère. Le secret du bonheur familial c'est

1-L'amour

2-Le respect

3-Et la tolérance

L'amour pour votre famille c'est soulever votre famille au sommet de tout et de tous, c'est voir ses besoin avant de voir votre fantaisie, c'est penser à son bien-être et son futur avant même que le présent se termine, c'est être toujours là pour eux même quand vous êtes absent physiquement mais c'est graver votre présence dans la vie de chaque membre de votre famille d'un amour inaltérable, c'est leurs dire combien qu'ils comptent pour vous et combien vous l'aimez de tout votre cœur, c'est ne jamais cesser de les aimes avec tous ses défauts, au contraire c'est travailler pour la perfection de votre famille, l'amour familial c'est l'union, c'est l'harmonie, et c'est la paix constant.

Le respect pour votre famille c'est là conseiller et le guider en respectant la volonté de chaque membre indistinctement, c'est apprécier la valeur et l'effort de chaque membre de votre famille, le peut qu'il soit mais c'est le valoriser, c'est remercier quand-t-il faudra remercier pour tous qu'ils ont faire pour vous, aussi pour la lumière qu'ils apportent à votre vie, parce que une porale douce calme la fureur pourtant un parole amère augmente la fureur, parce que si quelqu'un a le respect pour sa famille alors il sait comment aborder les situation difficile ou du moins il sait comment gagner la confiance de sa famille sans offenser a personne, le respect ce n'est pas lâcheté au contraire c'est une vertu, avoir du respect pour quelqu'un cela ne signifie pas avoir peur de lui… il faut respecter tous les membres de votre famille du plus petit au plus grand, il faut écouter le crie de votre famille, les appuyer et le soutenu dans ses décisions, sans aucune acte de l'égoïsme et de supériorité, en outre le respect familial c'est reconnaitre l'importance des êtres qui partager votre vie et la chance que vous aviez de les avoirs pour vous ce bien précieux.

La tolérance

L'un des choses qui divisent presque tous les familles qui sont divisé de nos jours, c'est le manque de tolérance vis-à-vis de mauvais conception qu'ils ont adopté dans les vies quotidiennes depuis leurs naissances ou dans sont plus jeunes âges, parce que quand deux personnes sont unis par le mariage et devenu plutôt une famille la vérité ! ce sont deux personnes avec des aspects diffèrent et même des fois de pays diffèrent avec des coutumes différentes qui vont former, une seule Ss ils travaillent ensemble pour le devenu, avec de l'amour, le respect, et la tolérance, dans le cas contraire s'il n'ont pas travailler pour le devenu alors, ils auront de l'intolérance entre eux, chacun va vouloir que l'autre soit comme il veut pourtant cela n'arrivera jamais parce que personne ne peut changer personne, tout le monde est né avec ses défauts et avec ses vertu mais, avec la tolérance vous pouvez modifier le comportement de votre époux (se) et comme ça ensemble vous allez pouvoir éduquer vos enfant dans l'amour, le respect et la tolérance, tolérer ce n'est pas mal éduquer ni appuyer les mauvais comportements ou ce n'est pas être non plus celui qui accepte tout sans rien dire mais, qui souffre cela n'est pas la tolérance mais l'hypocrisie, la tolérance c'est accepter la personne comme il est sans vouloir le juger mais, c'est lui confesser dans le moment approprier tous ceux que vous n'aimez pas chez lui et que vous aimerez qui améliore en peu pour le bien de la famille mais, tout doit être faire dans le respect, mes chers lecteurs protéger votre famille parce que la famille c'est ce qui domine le monde.

Le jour le plus important de ma vie c'est le jour de mon accouchement parce que c'est ce jour-là que j'ai eu le cadeau le plus précieux de toute ma vie et je vais vous racontez une histoire, le jour où naitre ma fille, ma princesse à l'hôpital dont on était il y avait dix-sept nouveau nés ce jour-là mais, curieusement c'était seize bébés de sexe féminines et un bébé de sexe masculine cependant, le docteur à commenter que cela passe toute les jours dans cette hôpital et des fois il n'y pas même un sexe masculin, j'ai écouté cela dans mon lit souffrante d'un opération de césarienne mais, je n'ai pas pu éviter de penser sur ce point, quand j'ai fait un rétrospection dans la vie quotidienne quand j'ai rentré dans une banque, un cabinet, dans des Park industriels, même dans le secteur agriculture, dans le secteur politique, commercial etc. vous pouvez voir qu'il y a pas beaucoup d'homme et tout le reste ce sont des femmes, il y a un minorité actif chez les hommes, statistiquement on peut dire il y a 80 % des femmes actives dans tous les secteur avec un minorité d'homme peut être beaucoup d'entre nous, n'avons-nous jamais penser à l'extinction de la race humaine sur la terre mais, c'est un terme qu'on devrait aborder et prendre au sérieux parce que, que l'on veulent ou non cela nous affectera tous, parce que la famille a été constituer pour protéger la race humaine et aussi pour sauvegarder la valeur affective d'être la source du monde avenir, nous devons protéger le monde, c'est notre mission nous avons pas été payer pour ça, c'est parce que nous sommes le prix noble et inestimable de la vie, nous sommes tous spéciales indistinctement mais, quand quelqu'un découvre son don et son génie il peut devenir extraordinaire et impeccable, vous père de famille et mère de famille ! Protéger vos enfants et enseignent les a respect la valeur morale et l'importance des choses, dans tout son intégralité, parce que si votre famille a échoué c'est tout un pays qui échouera, parce que ça ne va pas rester seulement dans votre maison les mauvais comportements de votre enfant au contraire ça fera partir de la société très bientôt, protéger la famille c'est protéger le monde, c'est contribuer dans l'œuvre le plus digne qui puisse exister, vivre la famille ! vivre la lumière ! vivre l'avenir ! et remplissez votre cœur de joie et des choses qui sont réellement important qui est la famille parce que tout le reste est vanité des vanités rien que des vanités.

Chapitre 11
Le mensonge

C'est un terme si délicat parce que chacun à son propre opinons sur le mensonge, on dit que la vérité blesse. On dit que ce n'est pas toujours bon de dire la vérité. On dit que la vérité ne justifie pas les choses. Ce qui signifie que le mensonge est le plus favorable pour les humains que de dire la vérité, parce que après avoir faire quelque choses confesser ses actes c'est ce condamné soi-même, c'est pour cette raison le mensonge est devenu quelque choses de crucial dans la vie quotidienne, parce que les hommes aiment le mensonge, ils préfèrent les écouter parce que cela leurs rendre heureux, si un dermatologue ou une compagnie dermatologique à inventer un produit cosmétique pour la peau, si la publicité de ce produit ne qualifie pas le produit comme le meilleur sur le marché ou de première qualité personne ne va pas les achètent, alors ce dermatologue devrait dire que cet crème est la plus efficace, il nettoie la peau la rendre plus claire, plus belles et il retire les acnés, et aussi valable pour tout type de peau etc. Même si ce n'est pas vrai pour eux ce n'est pas le mensonge mais c'est le marketing, la publicité a pour but de donner l'espoir à l'acheteur Il y a trois groupes de personnes qui mentent des fois ou tous les jours, il y a un groupe qui mentent pour honneur pour se défendre, puis il y a un autre groupe qui mentent pour rendre l'histoire plus efficace ou pour paraître plus important aux yeux des autres, pour faire le bon orateur, parce que sans le mensonge ils ne sont pas important et personne ne l'écouterons, il y a un autre groupe qui mentent parce qu'ils sont des menteurs nés, ce sont des genres qui mentent sans se rendre compte parce qu'ils ne peuvent pas dire la vérité, ils croient leurs propre mensonge cependant il n'existe pas de mensonge pour les personnes qui a été tromper mais pour les menteurs, parce que le mensonge vient du mal c'est le ténèbres, c'est un poids lourd, puis c'est l'ennemie de la conscience, le mensonge c'est comme un virus mortel pour conscience, quand quelqu'un ment la conscience souffre et c'est évident que le menteur souffre parce qu'il sait que ce n'est pas la vérité, surtout si, ce qu'il a dit ou ce qu'il fait est très grave, il souffrira encore plus chaque jours, parce que le mensonge n'est jamais petit, le plus simple qu'il soit parce que c'est quelque choses qui grandisse plus rapide qu'un plante aquatique parce que chaque mot attire une question et chaque question une réponse et si le premier mot n'était pas vrai alors toute la conversation ou tout l'histoire sera fausse et si la personne n'a pas cesser de mentir en étant souffrant pour tout ce qu'il a déjà fait, s'il continue de mentir parce qu'il n'a pas de courage ou parce qu'il aime ça etc. Alors tout ce mensonge va tuer sa conscience et cette personne vivra toute sa vie dans le ténèbres sans fin avec tous ces poids sur la conscience cependant, la personne à qui il a menti, a cru alors il vit tranquille sans le moindre souci, c'est pour cela il n'existe pas de mensonge pour ceux qui reçoivent mais pour ceux qui donnent, si vous aviez menti pour protéger votre réputation par exemple : en disant a tous vos amis que vous aviez été étudié à l'université Oxford ou à d'Harvard que votre famille sont vraiment riche et que vous aviez été grandir comme un prince ou une princesse alors, ils vont vous croire parce que si vous le dites et si vous aviez toute les arguments pour convaincre vos amis par exemple : avec une voix monocorde, avec de l'intelligence, avec votre tenu, par votre manière de vous comporter etc. Mais si jour ils ont découvrir que ce n'était pas vrai, que vous n'avez jamais été à l'université, que toute votre famille sont pauvres, que vous aviez été grandir dans la plus pire de pauvreté, que c'était du pire mensonge, que la seule chose vous aviez vraiment c'est cette esprit de grandeur que vous aviez dans la tête, je mettrais ma main feu qu'on ne va pas vous féliciter pour ça, au contraire c'est vous qui sera morte de honte pour toute cette invention, ce qui signifie que le mensonge fait plus de mal à son maître, alors pourquoi nous mentons tous ? C'est la grande question, chacun a sa propre réponse et son propre argument mais rien de tout ça ne justifie l'effet d'avoir trompé et mentir, le mensonge c'est comme le pécher après de les avoir dire il n'y a pas de marche en arrière, après avoir pécher vous êtes souiller, si vous ne repentez pas vous allez payer le salaire du pécher et les conséquences, si vous voulez repentir il vous faut de la pénitence, le remord, l'humilité, le pardon, et l'abandon, si vous voulez vraiment repentir puis, vous paierez le salaire du pécher et les conséquences parce que vous avez été pécher alors automatiquement vous êtes un pécheur, et les prix à payer pour le pécher vous allez le payer, même si vous repentez parce que la repentance est la suite de la douleur du pécher qui provoque le remord etc. le pécher c'est la souffrance, par exemple si vous aviez péché contre quelqu'un si vous voulez trouver le pardon il faut vous repentir et pour repentir il faut reconnaitre d'avoir offenser la personne et aller vers cette personne pour lui demander pardon et de vous humilier devant lui, parce que l'humilité est une vertu ! il faut humilier quand c'est nécessaire, pour lui faire comprendre que vous êtes vraiment navré, tout ça ce sont les salaire à payer pour avoir pécher, même si vous repentez et, les conséquences c'est que même si vous faisiez tout cela la relation que vous aviez avant avec cette personne va changer peu importe ce que vous fassiez rien ne sera comme avant. Ce qui veut dire l'important c'est de ne pas offenser, ne pas pécher ; et tout sera bien, il en est ainsi de même pour le mensonge, ne mentez pas et tout ira bien, parce que la vérité au début ne fait pas de mal ni à vous ni à celui qui a l'écouté au contraire c'est une vertu mais, la vérité à la fin blesse, parce que après avoir mentir si vous disiez la vérité vous allez souffrir et si vous continuer de mentir vous allez souffrir sans fin parce qu'il n'a pas de marche en arrière. Un homme qui vole pour vivre depuis à son plus jeune âge il vole sa mère et son père a la maison, quand il a eu vingt ans il a laissé la maison de sa famille pour vivre libre et seul, cinq ans plus tard il a formé un clan de voleur professionnel, il est devenu riche mais aussi rechercher par la police, comme on n'a pas pu trouver suffisamment de preuve pour l'inculper il rester alors toujours en liberté, un jour il avait un rendez-vous dans un restaurant, il est allé quand il était arrivé à l'intérieur de ce restaurant il avait une femme par comme les autres qui vient de rentrer c'était une femme de la tête au pied, il était vibrer pour elle c'était l'amour a premier vu, il s'approchait vers sa table et il a dit, bonsoir vous êtes seule puis-je ? Elle a dit bien-sûr vous pouvez, il s'asseyait a la table et dit je suis un voleur me ferai vous l'honneur de prend un verre avec moi ? La femme a souri et dit vous êtes ? Il a répondu un voleur, elle a été morte de rire parce que c'était une grande première de toute sa vie, elle a dit qu'est-ce qui vous a prie me dire ça, il a répondu mais c'est vrai je le suis, alors m'accorderez-vous cette chance de prendre un verre avec moi, elle a dit oui j'accepte avec plaisir, et comme ça ils ont été claire l'un a l'autre dans une conversation qui n'aura pas mensonge et, ils ont sortir ensemble pour un temps après elle est devenu son épouse, ils ont eu des enfants une famille heureuse, cet femme a su depuis le premier jour qu'il était un voleur, elle l'a épousé en sachant qu'il était un voleur, elle s'avait un jour peut-être qu'on peut arrêter son mari étant un voleur ou même le tuer en volant mais cela ne le fait pas peur parce qu'elle aime son mari, elle a décidé de l'accepter comme il est vraiment sans la moindre peur, mais si il avait menti le premier jour en se faisant passer pour un entrepreneur ou quelqu'un d'autre quelconque, la femme allait le cru parce que tout a été à sa faveur, sa voiture, sa tenue etc. tout était claire que c'était quelqu'un qui avait de l'argent mais que serait-il de sa vie avec une femme qui l'aime beaucoup et avec un mensonge aussi lourds, il n'y a pas de vraie amour dans le mensonge, imaginez-vous un jour sombre qu'on l'a attraper et que c'est ce jour-là que sa femme va savoir que son mari était un voleur ou a été toujours un voleur ça serait terrible et affreux, pour toute les deux, il ne faut jamais mentir même si le moment semble favorable pour vous, ne vous faites pas d'illusion ce ne sont pas toute les jours qu'ils seront favorables pour vous, dit la vérité peu importe les circonstances parce que après avoir mentir vous allez besoin de faire beaucoup de choses pour pouvoir gagner la confiance de vos amis ou vos familles et en dépit tous ceux que vous allez faire ça ne va pas changer le passer, beaucoup de personne pense qu'il peut faire ce qu'il veut avec qui il veut parce que après il va me pardon et tout rentre dans l'ordre, parce qu'il pense que le pardon change tout mais non ! Ne vous faites pas d'illusion, le pardon changer le futur mais pas le passer. Il y a une histoire biblique que tous les chrétiens aiment, l'histoire du fils prodigue selon l'évangile de Saint Luc, le parabole de la brebis égarée que le plus jeune fils à demander a son père de lui donner sa part de fortune pour vivre seul, et profiter de sa jeunesse je suppose, des années plus tard il a tout dissiper et tout dépenser dans la débauche, quand-il commença à se trouver dans le besoin, dans la faim alors il se met à travailler au service d'un habitant qui lui envoya au champ pour prendre soin des pourceaux, des fois il avait tellement faim il voulait se rassasier de la nourriture des pourceaux puis il commença a penser combien de employer de mon père se rassasier de pain et de vin et moi je suis ici meurt de faim, dit-il : j'irai chez mon père, et je lui dirai je sais que je ne suis pas digne d'être appelé ton fils mais traite-moi comme un de tes serviteur, puis il a ramasser tous ses affaires pour retourner à la maison, il était encore loin son père l'a vu et il fut ému de compassion courant a sa rencontre pour lui donner la bienvenu, il a dit à son père je sais que j'ai péché contre toi et contre le ciel mais traite moi comme l'un de tes serviteur parce que je ne suis pas digne d'être appelé ton fils, son père était si content il a dit à ses serviteur, revêtez-le de la plus belle robe ! et mettez-le, le plus beau chaussure ! et mettez-le un anneau a son doigt puis tuer le veau le plus gras, réjouissons-nous car mon fils qui était mort est revenu à la vie cependant le fils aîné qui était au camp revient à la maison, il a vu toute le mouvement, il se demande qu'est-ce qui se passe dans la maison pourquoi tout c'est bruit dit-il ? Un des serviteurs lui a répondu ton petit frère est revenu voilà ! Voilà ! tous ce que ton a dit et faire pour son fils, le fils aîné était furieux, il est allé vers son père il a dit père ! Je suis ton fils jamais je t'ai désobéir ni manquer à mes devoirs et tu n'as jamais faire une fête pour moi et lui mon frère qui t'as désobéir et dépenser toute sa fortune c'est pour lui que tu fasses tout cela… pourquoi ? Son père lui a répondu mon fils tu n'as pas besoin de tout ça parce que tous ce que j'ai est à toi. C'est une promesse, cela signifie que l'autre fils n'a pas besoin d'un beau vertement pour se voir beau, parce qu'il n'a pas été souillé, il n'a pas besoin de pitié et ni compassion, cela signifie que la personne qui a tromper et après demander pardon n'est pas le plus spécial au contraire toute c'est parole modérer ou toute cette célébration c'est pour qu'il ne se sent par humilier, rejeter, ce n'est pas un privilège, c'est la grâce, mes chers lecteurs le plus important c'est être claire sans faute plus souvent que possible parce qu'il y a de bénédiction en abondance pour ceux qui vit leur vie sans fausseté et tromperie, le mensonge fait que faire du mal à son maître, si vous voulez avoir une pensée productive, il faut vivre dans la justice et avec la tête haute sans avoir besoin de vous rabaissez pour demander pardon, pour ce que vous avez dit ou faire qui n'était pas vrai, même si, savoir demander pardon est une vertu mais ne pas avoir à demander pardon c'est un privilège.

Chapitre 12

L'offensé et l'offenseur

Beaucoup de personne pensent qu'il y a un seul moyen de tuer quelqu'un, c'est de mettre fin à sa vie qu'il cesse d'exister cependant, ils ne se rendent pas compte que beaucoup de suicide des fois sont les résultats des perturbations, des insultes calomniassions, des blasphèmes etc. parce que ce ne sont pas tout le monde qui peut supporter que quelqu'un lui insulte tous les jours, il y a des personnes qui ne savent pas comment parler, que chaque parole qui sort de sa bouche c'est comme un coup de pistolet, un révolver qui tuer tout l'estime de la personne, qui lui culpabilise pour qu'il se sent diffèrent ou même rejeter de la société, des fois ce sont vos propres parents qui est l'objet de la dépression de ses enfants ou de la dépravation de ses enfants, la dépression peut provoquer beaucoup de désastre par exemple : l'accident : la personne est tellement pensive il ne se rend même pas compte de ce qu'il fait, et si il conduit, il ne se rend même pas compte de la voiture qui vient des fois, ça a produit de trouble visuel, que la personne puisse choquer sa voiture et produit des accidents mortel, en outre ça peut produit de la suicide, de l'addiction a la drogue parce que la personne veut seulement oublier ou cesser écouter la voix de la personne en question parce que il souffre de traumatisassions. L'une des choses le plus terrible qui existe dans le monde ce sont les hommes, quand je parle des hommes, il s'agit de chacun de nous, homme et femme, ce n'est pas facile de vivre à deux, dans les couples il y a toujours l'offensé et l'offenseur, ce n'est pas facile de vivre en commun, au bureau, dans votre voisinage il va toujours avoir un offensé et un offenseur, ce n'est pas facile de vivre dans la vie quotidienne, vous pouvez vous lever de très bonne humeur ou peut être vous êtes quelqu'un de très bonne humeur et bien éduquer et vous sortez dans la rue un martin désagréable inattendu, vous sortez sur quelqu'un qui avait passer une mauvaise nuit ou du moins quelqu'un qui est désagréable de naissance qui vous a offensé en plein rue, sans savoir rien a votre sujet, cette personne commence à vous jeter des propos affreux par exemple, alors vous vous mettez en colère contre cette personne au point même de vouloir l'exterminer parce que cette personne vous a offensé, n'est-ce pas vrai ? Mais, vous n'avez pas le droit de réagir comme la personne en question, si vous voulez garder la raison, "la raison est pour ceux qui ne fait pas de la guerre" parce que si vous commencez à jeter des sorts aussi à cette personne alors vous perdrez l'éducation que vous aviez, aussi la bonne humeur, dans ce cas vous seriez deux personne désagréables et affreux, ni l'un ni l'autre aura la raison, parce que l'offensé et l'offenseur sont deux personnes avec des caractères différents et des avantages différents aussi des désavantages différents. L'offensé est synonyme de l'innocence tant dis que l'offenseur et synonyme de coupable, c'est pour cette raison si vous voulez avoir toute les avantages approprier étant que innocent étant que celui qui a été offensé il ne faut pas vous vengez de l'offenseur parce que la vengeance est un sentiment bestial qui endurcir le cœur, là où il y a de la vengeance il n'y a pas de l'innocent, aujourd'hui la vengeance représente de l'eau qui apaise de la soif, selon certaine histoire, film, contre, contexte etc. mais la réalité est le suivant, la vengeance ne change pas le passer au contraire la vengeance fait que empirer le passer et détruire le futur.

La vie de l'offensé

C'est une personne caractéristiquement humble et sage qui est souvent maltraite et mépriser pour des choses qui sont arbitraire, par culpabilité et par prétention etc. D'une manière ou du notre, c'est quelqu'un qui a l'habitude de ce fait maltraite parce que c'est quelqu'un qui a le bon cœur, c'est quelqu'un qui a la connaissance du bien, du mal et de la justice mais qui souffre beaucoup et qui pleut souvent pour toute les injustices qu'on lui fait subir, l'offensé c'est quelqu'un quand on lui fasse du mal il pleure pour l'offenseur parce qu'il ne sait pas ce qu'il faisait, c'est celui qui est toujours prête a ce jeter les fautes pour pouvoir résoudre plus facile les problèmes, pour être l'offensé il faut être celui qui accepte les autres et les supportent et ne le jamais jeter les fautes à eux, la vie d'une personne humble ce n'est pas facile, parce qu'elle droit accepter toute les offensent et elle n'a pas le droit de se venger si elle veut garder sa humilité, sa sagesse, son innocence et la raison, c'est pour cette raison de nos jours il y a pas d'innocence toute le monde sont coupable, par l'orgueil que nous avons, nous n'avons pas la patience de supporter les autres, on dit que c'est œil pour œil, dent pour dent, c'est lui qui a commencer alors si il veut la guerre il aura la guerre, c'est pour raison la personne qui ne fait pas la guerre souffre, et sa souffrance est long mais sa souffrance est physiquement, parce que son cœur, son âme et sa conscience est claire sans aucune culpabilité, voulez-vous être l'offensé ou l'offenseur ? L'offensé est souffrant c'est parce que les paroles a été affreux ou les actes de l'autre a été très dure mais, c'est une personne libre de toute charge cependant ce n'est pas facile de garder cette liberté, parce que avoir raison ne signifie pas que vous pouvez se venger de l'autre, c'est comme laver les mains et les essuient par terre, pour être l'offensé il faut savoir pardonner et oublier les fautes des autres, il faut avoir la connaissance du bien et du mal, il faut avoir l'humilité et la patience.

Les avantages de l'offensé

C'est celui qui rit à la fin, il y a beaucoup de bénédiction pour ceux qui n'ont pas été coupable, c'est celui qui reçoit toujours le pain dans sa maison même dans la famine, c'est celui qui bâti sa maison sur le roc, c'est celui qui n'a pas peur le jour du jugement parce qu'il a sa main propre, c'est celui qui ne tombera jamais parce qu'il a ses pied planter dans la justice, c'est celui qui pardonne et celui qui pardonne recevra aussi le pardon, c'est celui que le jour et la nuit est à sa faveur c'est celui que même l'obscurité ne pas cacher sa splendeur, son honnêteté et sa bonté, c'est celui qui vivra longtemps et qui verra la rétribution de ses ennemis, en outre c'est celui qui a tout à gagner.

Les désavantages de l'offensé

C'est que il a tout à gagner et aussi tout à perdre Ss, il ne se laisse pas emporter par la colère et l'orgueil, parce que ce sont des choses qui ne marchent pas avec l'humilité, c'est pour cette raison que si l'offensé se laisse emporter alors il devient plus pire que celui qui l'a offensé en premier, parce que l'offenseur après avoir commettre l'acte si il demande pardon et repentir de ses actes alors il trouvera la paix, si il ne recommence pas les mêmes choses qu'il avait faire avant cependant, si l'offensé remplir son cœur de rancœur et de l'orgueil par l'effet qui a raison et l'autre est le coupable puis il ne veut pas pardonner à l'autre alors, il perdra sa raison et les bénédictions qui a été réserver pour lui étant que celui qui a été maltraite, et il deviendra celui qui est coupable et responsable de tout, parce que la guerre ne résout pas les problèmes il fait que les empirèrent et c'est comme ça toute les fautes de l'offenseur tombera sur son compte, pardonnez autant de fois que vous pouvez pardonner et quand vous vous sentez hélas ! De votre capacité étant humain de pardonner à votre proche demandez à Dieu de le pardonner pour vous, j'aimerais être toujours celui qu'on a offensé et vous ?

La vie de l'offenseur

C'est une personne caractéristiquement confondus ce qui lui rend prétentieux et arrogant avec beaucoup de prétention arbitraire, quand une personne est confus il peut faire ou dire n'importe quoi, le plus souvent les offenseurs sont des personnes négligents qui ne se rend même pas compte de la gravite de ce qu'ils ont fait ou dire, tout le monde est né nue sans aucun défaut mais au fil du temps les mauvaises habitudes et les confusion nous changeons petit à petit, et si on ne se rend pas compte de notre état d'être on finira pas être vraiment méchant et mauvais, il y a trois groupes de personnes qui offense, la première ce sont des personnes qui n'a pas de la connaissance du savoir vivre, qui ne sait pas comment se comporter bien alors ce sont des offenseurs par manque de savoir la deuxième ce sont des personnes qui offensent par confusion parce que pour eux il n'existe pas de règles ni de loi, seulement ce qu'ils ont inventer eux même, ce sont des gens qui se trompent sur tout la ligne, ce sont des gens qui veut toujours gagner ou qui veut toujours avoir raison, même si il ont tort parce qu'ils sont arrogant et prétentieux, la troisième ce sont des gens qui sont de bonnes personnes mais pour une raison ou d'une autre ou après avoir été subir l'offense des autres, ferme toute les porte de son cœur d'un manière pour qu'il ne rentre aucun sentiment d'affection, d'amour et de pitié ou de compassion pour qui que ce soit, parce que leurs cœurs sont endurcirent complètements, l'offenseur souffre peu parce qu'il est anesthésie par toute ses actes monstrueux qui ne lui laisse par voir la beauté d'être une personne humble et aimable, il ne souffre pas parce que le mal est la chose la plus délicieux qui existe de ce monde, quand quelqu'un faire du mal il se sent invincible, fort, il se sent bien parce que c'est lui qui a gagner parce qu'il a fait pleurer les autres, en disant je vais lui montre qui je suis ! Je vais l'anéantir, je vais lui laisser sans un sou, je vais lui jeter à la rue, le mal ne fait pas souffrir celui qui la pratique au contraire, le mal fortifie ceux qui la pratiques, en les rendent pires de jour en jour, voulez-vous être l'offensé ou l'offenseur ?

Les avantages de l'offenseur

C'est une personne pratiquement libre et bien, parce que son cœur est endurcir ou peut-être parce qu'il ne sait pas ce qu'il fait alors, il dort toute les dix de la nuit sans aucun souci, il ne se lamente pas, il vit joyeux, en souriant tandis que, la personne à qui il a offensé, vivant dans l'amertume de tout le mal qu'il lui a fait subir pendant ce temps, il ne se souvient même pas de ce qui a été passé, parce que "qui a bu boira" après avoir faire quelque choses pendant deux fois, la troisième fois ça ne va pas être difficile ou perturbant parce que, ça devient une habitude, ce qui veut dire que l'offenseur est habituer avec tout le mal qui l'entoure cela ne lui dérange pas au contraire ça lui fait plaisir cependant, si un jour pour une raison quelconque ou par rapport à quelqu'un peut être, qui lui ouvre les yeux ou qui lui fait prendre conscience de son état d'être puis il commence à se sentir mal de toute ses mauvais habitude alors il demande pardon à l'offensé, si l'offensé ne lui pardon pas alors, il devient libre de toute charge puis l'offensé devient plus pire que l'offenseur, parce que l'offenseur fait du mal mais l'offensé n'a pas le droit de faire la guerre a l'offenseur, dans le cas contraire il n'aura pas d'offensé ni d'offenseur mais des coupables qui font la guerre. Un homme est allé chez un menuisier pour lui donner un travail à faire alors après que le menuisier à analyser bien le travail, il a demandé à l'homme en question quatre milles dollars pour faire complètement le travail, l'homme qui est une personne responsable et sérieux, a dit dans sa tête, si je lui donne la moitié de l'argent il ne va pas terminer le travail rapidement, il pense que c'est mieux donner tout l'argent au menuisier pour que le travail puisse terminer rapide, parce que pour lui si on paie bien le travail serait encore plus bien, parce que si la personne qui travail est content alors le travail sera parfait, il a décidé de donner tout l'argent au menuisier, le menuisier a dit qu'il aura le travail dans un mois, toute a été parfait jusqu'au jour de la remise de ce travail, le menuisier n'a pas emmené le travail à son maitre, cette homme qui attend impatiemment le travail, se demandait pourquoi ? Il n'est pas venu qu'est-ce qui c'est passer dit-il, il a pris son téléphone pour appeler le menuisier c'était sans réponse, c'est comme si il a été disparu sur la surface de la terre, une semaine plus tard l'homme a décidé d'aller faire une visite au menuisier, quand il était arrivé à sa maison, il n'y était pas dit sa femme… et c'est comme ça que ça a duré un mois, cela signifie que il y a deux mois de cela, l'homme en question était furieux et mécontent par pour son argent mais pour le travail qu'il a grand besoin et pour l'absence du menuisier, il se demanda qu'est-ce qui est en train de passer alors il a décidé de se défouler en parlent a d'autre personne sur le sujet pour savoir ce qu'il ont penser là-dessus, parce qu'il ne savait quoi faire, c'était frustrant certaine personne lui dit d'aller faire du bruit chez le menuisier pour l'effet qu'il se cache, d'autre lui dit d'aller dénoncer le menuisier a l'église, parce qu'il était du religion christianisme, parce que c'est une très grande honte faire cela a quelqu'un ou du mois son église peut rembourser l'argent à l'homme en question, d'autre lui dit de le dénoncer a police c'était le chaos et le délire puis, plus les jours passent plus il se sent mécontent contre le menuisier et comme ça trois mois ont passer, il devenu quelqu'un de diffèrent et remplir d'orgueil, il est allé chez le menuisier au fond de la nuit pour le surprendre, et il a rencontré, il a injure maltraiter de parole grossier et affreux, il a déshabillé de toute estime étant que personne, puis il a dénoncé a la police pour vol, quinze jours plus tard après la dénonce c'était le jugement, au tribunal quand le juge a adresser la parole au menuisier, il a dit : avec de larmes aux yeux je suis désoler pour ce qui c'est passer, je vais vous expliquer clairement, mon fils était malade plusieurs mois avant que l'homme m'a donner l'argent puis ma famille et moi nous pensons que se n'était pas grave jusqu'au jour où il a perdu connaissance au cour de la nuit, deux jours après que le monsieur m'a donné cette somme d'argent, on s'est rendu à l'hôpital immédiatement et le médecin m'a dit que c'est urgent de lui faire un opération sinon il va mourir, la vie de mon fils était en danger je n'avais même pas un sou dans ma poche ce jour-là seulement l'argent de ce monsieur alors j'ai osé de toucher cette argent en pensant que j'aurai le temps de lui remplacer mais, c'était sans issue, je me suis cacher parce que je ne sais pas quoi faire et dire, c'est pas la honte, le tribunal était en larmes, sa famille, l'accuser, les spectateurs, les juges et les avocats, le médecin de son fils était présent pour témoigner la vérité, l'homme qui l'a dénoncé se sent honte mépriser au tribunal pour l'effet de n'avoir pas donner le temps au menuisier de s'expliquer, il était le seul coupable au tribunal, le juge a prononcer son védiques que le menuisier droit rendre l'argent, les avocats ont analyser son bien et son revenu pour pouvoir taxer un montant qu'il droit payer chaque mois jusqu'à la remboursement total des quatre mille dollars. Mes chers lecteurs ! Peu importe les couleurs que représente la situation il ne faut pas se précipiter, parce que il y a toujours un pourquoi, parce que, ou un je ne sais pas quoi etc. parce que des fois la personne vous a offensé contre sa volonté, pardonner a ceux qui vous ont offensé et vous offenseur repentez-vous de vos offensent.

Les désavantages de l'offenseur

L'une des vérités qui existent dans ce monde c'est que, les innocents ne paient pas pour les coupables que ce soit dans cette vie ou dans l'autre, parce que si ont semé le vent on récoltera la tempête, la vie c'est l'une des juges le plus stricte et efficace qui existe comme la mer rejette tous ceux qui ne lui appartient pas, il ne garde rien de mauvais ainsi que dans la vie quotidienne, les bonnes personnes sera toujours là où il y a les bonnes choses avec les bonnes opportunités et la vie des bonnes personnes finissent toujours bien, tant-disque les mauvaises personnes sera toujours entourer des mauvaises choses et leurs vies finissent toujours mal, ce qui signifie que l'offensé peut souffrir pendant que l'offenseur vit bien et libre mais ne vous faites pas d'illusion il finira par être incarcérer pour toute le mal qu'il avait fait. C'est la loi d'attraction le bien attire le bien et le mal attire le mal.

Chapitre 13

Ne laisse jamais rien ni personne voler votre joie

L'une des choses les plus importants qui existent dans la vie de chaque individu c'est la joie, vous pouvez vivre avec le manque de beaucoup de chose dans la vie mais sans la joie la vie est complètement impossible, la joie est sentiment qui provoque beaucoup de bien que ce soit sur le plan sanitaire, sur le plan économique, intellectuel, spirituel etc. la joie c'est comme l'électricité dans la vie de chaque individu et en absence du courant électrique il règne l'obscurité puis dans l'obscurité règne tous ceux qui sont du mal, par exemple le stress, la confusion, la déconcentration, la tristesse, la douleur, le deuil, la mort etc. ne laisse jamais rien ni personne voler votre joie signifie que il faut penser à vous en premier et il ne faut pas négocier votre joie pour qui que ce soit, parce que sans votre joie vous ne pouvez pas voir claire ni être heureux ni avoir la paix votre conscience ne vas pouvoir fonctionner, parce que vous serez inerte dans la confusion total, voltaire a dit, celui qui trouve le sourire d'une femme trouve le bonheur, quand on analyse ce qu'il voulait dire la dessus, on comprendra que dans le sourire règne la joie alors si un homme est capable de rendre heureux une femme alors lui aussi est heureux, parce que ce n'est pas facile de vivre en couple, c'est pour cette raison que si quelqu'un arrive à le faire très bien jusqu'à rendre la personne avec qui il vit ou qu'il a rencontré heureux alors cette personne-là trouve le bonheur, la joie c'est comme le petit déjeuner il ne faut pas le sauter c'est le plus important de toute la journée c'est bon pour la sante mais si vous ne mangez pas alors vous allez souffrir, si vous mangez trop alors vous allez souffrir, il en est ainsi de même si vous ne faites pas attention à votre vie vous allez avoir beaucoup de problème et les problèmes fait que diminuer la source d'énergie que vous procédez pour que vous soyez heureux, par exemple les dettes, la faim, problèmes économiques, toute ces problèmes matériels et les besoin primaires sont l'ennemis de la joie, ils font que vous rendre frustrer et préoccuper mais il ne faut pas laisser que ces choses-là voler votre joie, il faut vous battre, il faut être prudent, il ne faut pas laisser que la faim rentre chez vous, il ne faut pas gaspiller, il faut faire de l'économie pour pourvoir surmonter les moments les plus difficiles sans perdre le sens de l'humour, sans perdre de la joie d'être celle que vous êtes une personne extraordinaire et spécial, la négligence ne marche pas avec la joie parce que la négligence rapporte toujours des catastrophes et misère puis la souffrance, à chaque petite chose que vous avez négliger, cette chose-là est une partir de la construction des choses que vous avez besoin pour le futur c'est pour cette raison si vous le négligez alors à la fin vous allez besoin cette partir et vous ne le trouverez point et cela ne vas pas vous faire content, au contraire cela vas vous rendre triste et déboussoler, pour l'avoir négliger ou pour ne l'avoir pas faire à temps, les gens négligents ne sont pas les bonnes amis de la joie parce que ils cherchent la joie mais avec toute les choses inachevés qui les entourent et la médiocrités ils ne peuvent pas trouver la joie si quelqu'un veut dormir à temps puis dans un lit bien faite et propre, il faut qu'il arrange son lit d'abord avant qu'il est sommeil, parce que après avoir eu le sommeil il ne vas pas pouvoir l'arranger convenablement, il va dormir mal dans un lit plein de poussière et mal faite, ce qui veut dire si quelqu'un veut vivre heureux dans la joie il faut qu'il prépare pour qu'il soit ainsi, il faut qu'il nettoie tous ceux qui ne sont pas propre et arrange tous ceux qui ne sont pas arranger, ne laisse jamais rien ni personne voler votre joie c'est jeter tous ceux qui sont mauvais pour votre vie, c'est avoir une pensée productive et positive, c'est être honnête, c'est être humble, c'est pratique le bien, c'est être indulgent, c'est être prudent, c'est être précautionneux, c'est respecter la loi et les règles, c'est avoir la connaissance de Dieu, pour que vous puissiez vivre en paix dans la joie et la félicite constant.

La joie de vivre

L'une des choses qui est la cause de beaucoup des abominations et des choses pervertis de ce monde c'est la joie de vivre parce que beaucoup de personne ne savent pas comment est heureux ou du moins comment vivre heureux, alors ils fassent tous ceux qui sont dans leurs pouvoirs pour trouver une sens à leurs vies, parce qu'ils ne savent pas pourquoi ils sont là, ils n'ont aucune idées de la valeur ou de la grandeur de ses personnes, dans ce cas ils inventent des trucs pour pouvoir trouver la joie par exemple : dans la drogue, dans l'alcool, dans la diversion pervers, en remplissent leurs corps des émotions fortes mais ce sont des émotions qui ne dure pas trop longtemps, après ils se trouvent toujours là où ils étaient dans les mêmes dépression et dans les mêmes froideurs de vivre, pour trouver la joie de vivre les hommes changent leurs sexes, leurs noms, les nationalités, leurs couleurs, parce qu'ils ne savent pas quoi faire pour être heureux, "une personne confus c'est une personne sans âme" sans la lumière divin qui est en soi nous ne pouvons pas savoir qui on est, pourquoi on est là ? Puis quel est notre destination finale ? Si quelqu'un voulait changer son sexe pour avoir la joie de vivre heureux alors cette personne est libre de le faire parce que chacun est maitre de son destin et maitre de ses actes cependant, la joie de vivre n'est pas le résumer d'un acte quelconque qui va déboucher une source de joie, non ! La joie de vivre c'est un art, il nous faut de la pratique et de l'expérience pour découvrir ce secret, il y a trois choses très important que nous devons avoir pour en fin comprendre notre valeur étant qu'humain et pourquoi nous sommes là.

1-Il nous faut l'esprit divin

2-Nous devons avoir la connaissance de Dieu

3-Nous devons avoir la crainte de Dieu

Parce que sans c'est trois sentiment important personne ne peut vivre heureux et lucide, nous les hommes, nous sommes terrible et souiller, il nous faut un point d'appui, une mappe, une lumière pour nous éclairer sinon nous allons vivre dans la peine et dans le désespoir, quand quelqu'un possède c'est trois caractères suivant il est comme un arbre planter près d'un courant d'eau qui ne sèchera jamais mais il donnera du fruit dans sa saison, tant-dis-que si quelqu'un n'a pas ses sentiments là, il ne va pas savoir, pourquoi il devrait vivre ? Ou du moins pourquoi il doit survivre ? Et pourquoi il vaut la peine de vivre ?

Avoir l'esprit divin

C'est écouter la voix de votre âme, c'est écouter la voix de votre conscience, c'est avoir une conscience actif et positif, c'est utiliser le don que Dieu vous ayez donné, c'est vous approcher vers la justice pour que votre cœur soit humble et comme ça l'esprit divin habitera en vous, parce que l'esprit divin c'est un guide remplir de simplicité et de bien, avoir l'esprit divin c'est avoir peur du mal ayant la volonté de faire le bien.

Avoir la connaissance de Dieu

C'est reconnaitre la vérité sur l'univers, c'est respecter la nature et celui qui l'avait créé, c'est utiliser tout ce qui est dans la nature avec respect et dire merci à celui qui l'avait créé, c'est apprécier la vie à chaque instant que soit par un sourire, un baiser, c'est apprécier un peu de pluie, un peu de soleil, le vent, et la brise de la mer, c'est valoriser tous ceux qu'il y a dans la nature sans offenser a la nature des choses… c'est vivre en harmonie avec tout.

Avoir la crainte de Dieu

C'est avoir seulement lui pour juge, c'est avoir seulement lui pour exemple, c'est suivre sa trace pour pouvoir connaître le chemin de la vérité, c'est vivre dans la justice, ce qui veut dire pour avoir la joie de vivre, il faut apprécier tous ceux qui vaut la peine d'être apprécier et les mettre en valeur parce que ce sont les choses plus importants, quand quelqu'un vit dans la crainte de Dieu en ayant seulement lui pour boussole, sa vie est grande comme la mer et pleine de profondeur, de surprise et des choses extraordinaires, pour avoir la joie de vivre il faut avoir la connaissance parfait de la vie, il faut être quelqu'un qui valorise chaque petit chose, il faut être reconnaissant et apprécier chaque petit oiseau, un plat de nourriture, il faut le manger avec amour, il faut boire de l'eau avec tendresse, il faut dormir avec passion, et se réveiller dans la joie de voir un autre jour de plus, pour avoir la joie de vivre il faut faire expérience avec la vie pour fin déterminer la vraie raison pour continuer de vivre, la joie de vivre c'est aimer la vie et vivre dans la simplicité.

La joie et l'illusion

La joie devrait être basée sur tous ceux qui sont bien, quand nous sommes en joies nous nous sentons a l'extase, ce sentiment de l'allégresse nous faisons sentir que nous sommes plus forts, plus indépendant, plus beau, plus spéciale parce que c'est ça la raison, Dieu nous a donné ce sentiment c'est pour nous fortifier sur la surface de la terre, cependant des fois ce qui nous apportons la joie sont des choses qui va nous détruire dans le futur, des fois c'est l'illusion mais pas la joie, nous devons réviser nos sentiments de joies pour savoir s'il est base sur le bien, nous ne pouvons pas ressentir la joie dans le malheur des autres, nous ne pouvons pas ressentir la joie en exploitant les autres, nous ne pouvons pas ressentir la joie en faisant pleurer les autres, nous ne pouvons pas ressentir la joie en nous détruisant physiquement, nous devons réviser nos sentiments de joie pour savoir si ce n'est pas illusion qui va nous emporter à la ruine, à la destruction, être dans l'illusion c'est être aveugler c'est perdre tout la notion de lucidité, nous devons être lucide et profiter de notre joie d'être humain et extraordinaire, parce que a quoi sert de vivre si ce n'est pas dans la joie et le bonheur, la vie est simple pour ceux qui vivent dans la joie tant-dis-que la vie est une fardeau qui oppresse pour ceux qui vivent dans l'illusion, la joie et l'illusion ne marche pas ensemble, quand il y a de la vraie joie celle qui fait vibrer le cœur des hommes en leurs donnant force et intelligence l'illusion n'a pas sa place, et, si il y a illusion ce qui aveugle les hommes pour qu'ils ne puissent pas voir ses erreurs alors la joie ne peut pas y entrer, mes chers lecteurs prenez en garde à votre vie, ne laisse jamais rien ni personne vole votre joie, au contraire que votre vie soit resplendissante comme une étoile pour que les autres puisse trouver la joie seulement en vous regardez.

Conclusion
Le ragoût psychologies

Ce livre a été conçu pour fortifier votre cerveau avec des stimulants positifs et productifs, parce que le cerveau c'est le chef de cuisine du corps humain alors, un vrai chef s'occupe toujours du goût, de la saveur et de la présentation de ces plats, pour qu'il soit parfait, dans ce cas le ragoût représente les ingrédients clef le plus nécessaire que notre cerveau a besoin pour activer notre capacité psychique, qui nous permettrons de penser, d'agit, de comprendre soi et d'autrui, afin de pouvoir améliorer notre façon de vivre et de penser, lire le ragoût c'est ajouter plus de vitamine, plus de saveur et d'enthousiasme à notre penser, pour qu'il soit saine et juste, parce que la justice c'est la lumière qui éclaire l'âme.

Cet ouvrage a été composé par Edilivre

175, boulevard Anatole France – 93200 Saint-Denis
Tél. : 01 41 62 14 40 – Fax : 01 41 62 14 50
Mail : client@edilivre.com

www.edilivre.com

Tous nos livres sont imprimés
dans les règles environnementales les plus strictes

ISBN papier : 978-2-414-11584-6
ISBN pdf : 978-2-414-11585-3
ISBN epub : 978-2-414-11583-9
Dépôt légal : septembre 2017

Imprimé en France, 2017

www.ingramcontent.com/pod-product-compliance
Lightning Source LLC
Chambersburg PA
CBHW030523041126
54315CB00040B/500
* 9 7 8 2 4 1 4 1 1 5 8 4 6 *